子宫息肉诊疗精要

Diagnosis and Treatment of Uterine Polyps

主　编　石一复

副主编　李娟清　黄凌霄

科学出版社

北　京

内 容 简 介

本书主要内容包括子宫颈和子宫内膜的解剖、组织学、生理功能；宫颈息肉和子宫内膜息肉的病理、生理、发病机制和相关因素、临床表现、诊断、鉴别诊断、各种治疗（药物、器械、手术等）；常见和少见的息肉病例；子宫息肉与月经、孕产、恶变的关系；治疗后的随访、预防、复发及再治疗问题；组织病理、肉眼和腔镜表现及手术图片等。基础和临床相关科研的初步探讨是本书的特色。

本书适于各级医院妇产科医师、研究生导师和研究生、实习医师、护士阅读参考。

图书在版编目(CIP)数据

子宫息肉诊疗精要 / 石一复主编. —北京：科学出版社，2021.3
ISBN 978-7-03-068380-9

Ⅰ. ①子…　Ⅱ. ①石…　Ⅲ. ①子宫疾病－息肉－诊疗　Ⅳ. ①R711.74

中国版本图书馆CIP数据核字（2021）第046538号

责任编辑：郭　颖 / 责任校对：郭瑞芝
责任印制：李　彤 / 封面设计：龙　岩

科 学 出 版 社 出版
北京东黄城根北街 16 号
邮政编码：100717
http://www.sciencep.com
北京中科印刷有限公司 印刷
科学出版社发行　各地新华书店经销
*
2021年3月第　一　版　开本：720×1000　1/16
2023年1月第二次印刷　印张：11
字数：228 000
定价：88.00元
（如有印装质量问题，我社负责调换）

编者名单

主　编　石一复

副主编　李娟清　黄凌霄

编写者

浙江大学医学院附属妇产科医院

石一复　李娟清　应伟雯　楼芬兰　俞琳玲

舒淑娟　吕昌成

浙江温州市人民医院

林晓华　郭　敏　黄凌霄　赵　渊　林文静

浙江大学医学院附属邵逸夫医院

杨建华

南京大学医学院附属鼓楼医院

周怀君　周　凌

☆☆☆ 前　言

子宫息肉主要是指宫颈息肉和子宫内膜息肉。许多女性常有听说或罹患该病，还有一些良性和恶性的如“息肉样病变”与之混淆。这些息肉或息肉样病变已成为妇产科的常见病之一，影响女性的月经、白带、孕育等，个别甚至危及生命。

实际子宫息肉与妇科、产科、生殖调控、辅助生育、病理学、妇科肿瘤、影像学、手术、药物等息息相关，但一直以来未引起大家重视。许多医师认为此类疾病简单、易处理，因而对其专门深入研究者甚少。各类教科书，甚至大型妇产科书中对其仅进行简单介绍。培养和带领的妇产科学博士和硕士研究生的课题或临床医师的总结报道也甚少；患者也因不重视而延误诊治。而事实却不然，许多不良的预后主要与对本领域的研究缺乏认识和不够重视有关。

近年虽对子宫内膜息肉较前有所关注，逐渐有散在的报道或综述等，但至今尚未有较为全面和详细的专著可供读者查阅参考。实际此类疾病因诊断方法的进步，发生的高危因素逐渐增多，所以临床所见子宫息肉患者也逐渐增多。日常临床工作中有关息肉及息肉样病变日渐增多，在门诊、转诊、住院或一日病房、会诊、病理和影像学诊断报告中常见有诊断或处理不恰当，漏诊、误诊、鉴别诊断思考欠缺、治疗方法欠恰当等，以及因医疗、教学和科研工作实际需要，所以有必要编写《子宫息肉诊疗精要》一书，供妇产科及相关学科的医师、导师和研究生等参考。

本书主要包括基础和临床内容：疾病高危因素、发病机制、诊断、鉴别诊断、漏诊、误诊、病理、各种治疗，与妊娠、不孕、辅助生育的关系，以及预防复发、恶变、女性不同年龄段的长期管理等。本书专设一章有关子宫息肉基础和临床研究选题内容，供临床医师、导师和研究生参考。

目前本书尚属国内第一本子宫息肉方面的专著，在编写过程中能查阅和可供参考的资料有限，更限于我们专业、编写水平和经验欠缺，虽经努力，肯定谬误不少，敬请读者批评指正，以容我们改进。

但愿本书的出版对妇产科及相关学科在子宫息肉的诊治和预防方面能有点滴可参考和借鉴之处。

浙江大学医学院附属妇产科医院
教授、主任医师、博士生导师
石一复

目　录

第1章 概　述

“息”有滋息、生长、肥沃，能自己生长之意。自古至今，我国历版《辞海》中，息肉为突出于黏膜表面的增生组织团块。常见的为圆形或椭圆形，大小不等，有蒂与黏膜层相连，由黏膜和黏膜下组织组成。慢性炎症刺激黏膜而发生的息肉，称为炎症息肉，如鼻息肉（鼻蕈）、直肠息肉、宫颈息肉等。尚有肿瘤性息肉可能转变为癌肿。

英文为polyp（单数），polyps为复数，形容词有polypous（息肉的），polypiform（息肉状的），polypionia（有息肉的）。polyposis为息肉病。拉丁语为*polypi*（单数），其复数为polypus，医学上①根据其出现在不同部位而分别命名，如鼻息肉、声带息肉、上颌窦息肉、牙髓息肉、支气管息肉、心腔内息肉、胆囊息肉、结肠息肉等。妇产科则有胎盘息肉，宫颈息肉，子宫内膜（腔）息肉等。②根据病理和组织类型与形状分为腺瘤性息肉，黏液性息肉，囊性息肉，纤维性息肉、胶状息肉，脂瘤性息肉，骨性息肉，带蒂蕈状息肉，覆盆子状息肉，海绵样息肉，血管性息肉，血管扩张性息肉，单发性或多发性息肉，良性息肉，恶性息肉（癌或肉瘤），腺癌样息肉，腺瘤样息肉，息肉样上皮瘤，息肉样畸胎瘤，息肉样瘤等。也有以人名而命名的息肉名称，现通常已弃用。

子宫息肉还有功能性息肉、非功能性和医源性之分，但最多见的还是宫颈息肉和子宫内膜（腔）息肉，其已成为妇科的常见和多发疾病之一，产科也可因胎盘残留等因素而形成子宫腔内的胎盘息肉。

有关出现在子宫不同部位的息肉，可统称为“子宫息肉”，根据其生长在子宫不同部位，病理组织学，息肉数目，大小，形状，功能性，医源性等又可有具体的分型或分类。妇产科有关的息肉，主要是指子宫颈和子宫内膜腔的息肉。

子宫息肉虽是现今妇产科临床上较为常见的妇科病之一，但可以说长期以来均未受到重视，其原因如下：

1. 各种专业书、教材、期刊、学术会议上无关于“子宫息肉”的详细叙述，专题研讨几乎无，均为百余字、数百字简单叙述或一笔带过，或是在有关其他专题的学术会上有个别相关论述。

2. 病理学专著中对“子宫息肉”的描述也甚简单，有关分类也不尽统一，各说其事。

3. 普遍认为“子宫息肉”是“普通病”，“小毛病”，“容易诊断和处理”，“低年资医师，小医生均能处理”，“不是疑难杂症”，“不是高大上的课题”等，所以长期以来未受到真正重视。

4. 研究生导师和研究生们在选择与决定课题时也少有人涉足此内容。

实际在临床、病理学、影像学等相关学科对“子宫息肉”的病因、相关因素、分类、分型、诊治、预防和如何减少医源性发生原因上，如激素替代治疗，绝经后激素治疗，乳腺癌术后内分泌治疗，炎症后等许多问题均值得进一步深入研究，也涉及流行病学、妇科内分泌学、围生医学、药物学、影像学、病理学、分子生物学、手术学等诸多方面的研究。只有在思想和认识上真正重视“子宫息肉”的防治，多学科共同合作，深入研究，才能真正有利于妇女的生殖健康。

（石一复）

第2章 子宫颈的基础知识

第一节 子宫颈的胚胎学、解剖学和组织学

一、子宫颈胚胎学

女性子宫颈的胚胎发育主要是由一对副中肾管（Müllerian管）的下方所形成的，宫颈的远端突出于阴道腔的上部，这种子宫颈周围的阴道腔空间则成为前后左右的阴道穹。当阴道穹形成时，宫颈唇和宫颈的阴道部分也随之形成，但中肾管（Wolffian管）和尿生殖窦也参与了子宫颈管的形成。

宫颈衬以一单层副中肾管柱形上皮。在胚胎第12周时，阴道和宫颈阴道部分柱状上皮为泌尿生殖窦的立方上皮自下而上地生长所替代。这种替代到妊娠5个月为止。妊娠后半期由于母体雌激素的影响，这种立方形上皮渐渐通过化生转变为复层鳞状上皮，这种转变一般止于子宫颈外口处，这就形成了宫颈管内膜柱状上皮和宫颈阴道部分的复层鳞状上皮相交界处，称为转化区或移行带。胎儿7个月时，宫颈管形成皱襞，腺体分支并形成裂隙。胎儿8.5个月时能合成酸性黏多糖。从胎儿至婴儿，宫颈长度为宫体长度3～5倍。

以往均认为宫颈阴道部只能有复层鳞状上皮覆盖，如被柱状上皮所覆盖时，便属于不正常的情况，现在却不然，70%女性的宫颈阴道部可有局限性柱状上皮存在，5%的女性同时有阴道局限的柱状上皮区，此为剩下的未向鳞状上皮化生的部分。

生理性鳞状上皮化生在胎儿期也很活跃，出生后雌激素减少，阴道分泌物呈中性反应，转化便变得缓慢。青春发育期时，又受到雌激素和阴道酸性分泌物影响，使pH降低，转化又变得活跃。

二、子宫颈解剖学

子宫颈是子宫的下端部分，由纤维、肌肉与其上端子宫体部分连接，后者为子宫内口。这标志着纤维性宫颈与肌性宫体之间的连接，产生括约肌形式存在于这个连接处，所以此处存在一些薄弱处。

子宫颈在阴道穹突出于阴道内被阴道穹封固。它分阴道上部与阴道下部，两者几乎等长。阴道黏膜反褶环绕于子宫颈前面、侧面和背面，构成阴道穹。宫颈本身基本上为圆锥形，但其总体形态是极为多变的。未产妇女呈圆柱形，长3cm，直径约2.5cm。它比宫体更狭窄。妊娠导致宫颈形态改变，由于其总体和宫颈管下端上皮容量增加而外翻，在分娩时任何损伤均可进一步导致其外形的改变。所有这些因素使经产妇宫颈的特征表现比未产妇女的更大、更呈块状，并伴有横裂的而不是圆的外口。

宫颈管连接宫腔与阴道，上面在内口水平与宫腔相连续，而下面在外口平面与阴道连接。颈管形状呈纺锤形，长约3cm，从前到后呈扁平状，其最宽点为7mm。外口的直径、颈管的大小、组织的血管化、宫颈黏液的量和生物生理学特征均有周期性改变。在月经周期增生期，宫颈血管化、充血、水肿，以及宫颈黏液的分泌进行性增加。所有这些改变在排卵期达到高峰，为精子在女性生殖道中运送创造了合适的条件。

宫颈神经来自骨盆交感神经系统，即髂内上、中和下神经丛，分布于宫颈管内膜和宫颈阴道部分的边缘深部，因此宫颈痛觉不敏感。

三、子宫颈组织学

子宫颈黏膜被覆上皮有两种：宫颈阴道部分被覆以复层鳞状上皮；宫颈管内膜为单层柱状上皮。

（一）复层鳞状上皮

1. 组织学表现　这种上皮相似于阴道上皮的那种复层上皮，被覆于阴道部，在固定点与鳞-柱状连接处相连接。含有可变的糖原。镜下由深到浅可分五层。

第一层：基底层，含有一层小的低柱状细胞，具有相对较大的核，称为生发层或圆柱形层。再生活跃时，可见到核分裂。

第二层：它由2～3层细胞组成，细胞呈多角形，有清晰的大核，核圆形并位于中央，称为旁基底细胞层或深棘层。核分裂象偶见。

第三层：为浅棘细胞层。这层细胞扁平，有富于糖原的胞质，常有空泡，由4～5层细胞组成。这些细胞又称为中间细胞或舟状细胞，这些细胞中细胞间桥明显。

第四层：这一层细胞也有几层，厚度是可变的，常不易辨认。由许多紧靠的多角形细胞形成，具有角化透明颗粒结构。这称为上皮内层或致密层。

第五层：浅表层。此层细胞大而扁平，有小而固缩的核，含有大量胞质。它们在高雌激素水平时最为丰富。

鳞状上皮以基底膜与纤维间质相分隔，基底膜很易被电镜所显示。上皮厚度依赖于妇女激素状态。对于幼年女孩和老年妇女，上皮常不受刺激而仅为几层细胞厚的萎缩性上皮。当性成熟期，因孕激素的缘故致中层细胞增加其厚度，而且可变得富于糖原。表层也将在雌激素的影响下发展。

2. 超微结构表现

（1）透射电镜所见：宫颈不同上皮型的超微结构表现常由来自阴道镜的活检材料或来自子宫切除术标本的研究所决定。材料由标准方式制备。像相对应的组织一样，这种上皮有明确的超微结构表现。

经透射电镜所见，正常鳞状上皮基底细胞的核呈卵圆形，有些锯齿形的膜，染色质沿着膜浓集，粗糙地扭曲于其他区域，核仁显著。在胞质内有许多核糖体和线粒体。可见周边张力丝和许多桥粒。基底膜很清楚，许多半桥粒明显。

来自旁基底层的细胞含有卵圆形的核及细染色质的分布。细胞质比基底细胞多，含有许多核糖体、线粒体和成束的张力丝，还有许多桥粒附着于细胞间。

中层细胞含有更圆、更小而不活跃的核，胞质中细胞器较不显著，但含有大的糖原池，在丰富的胞质中可见。细胞边缘有许多微绒毛和桥粒。

表层鳞状细胞含有固缩的核，细胞扁平，可见糖原池残迹。细胞边缘有短的微绒毛和小的桥粒。

（2）扫描电镜所见：原始的鳞状上皮电镜扫描显示细胞光滑、扁平、呈多角形，有中心高起的核区，有高起的终末条见于邻接细胞之间。在高倍放大时，细胞的表面显示微嵴的典型图像，约0.15μm宽，其间有约0.25μm的间隙。这些微嵴的长度有很大的变化，最长的达40μm以上，而它们显示有分支吻合。微嵴长小于1μm的在正常鳞状上皮中很少发生。微嵴相互之间在中央没有特定的方向，但在边周常平行排列于细胞边界，明显的终末带（约0.5μm高）连接细胞边缘的指交叉的褶盖。

3. 鳞状上皮的组织化学

（1）核酸：在基底层和深棘层内细胞质呈嗜碱性，反映了核糖核酸（RNA）的含量丰富。随着细胞的成熟，核内的脱氧核糖核酸（DNA）和胞质内的RNA逐渐减少，到了浅表层则完全缺乏，所以RNA含量和细胞生长能力有关。

（2）糖原：在浅棘层内只有微量，第四层内含有丰富的糖原，浅表层内较少。糖原含量受年龄、月经周期和妊娠等因素的影响。在胚胎时期，尿生殖窦上皮转化为鳞状上皮时开始出现糖原沉积。新生儿时期宫颈阴道部上皮和阴道上皮内糖原含量丰富。随着体内来自母体的雌激素的下降，鳞状上皮脱落而变薄，糖原减少而贫乏。直到青春期月经初潮后糖原又开始增加。妊娠期糖原含量增高。至更年期减少，老年绝经后完全消失。糖原有PAS或Best胭脂红染色均呈阳性反应。组织经消化酶处理后再作PAS染色则阴性，因糖原已被酶消化。

(3) 黏多糖：在葡萄糖转变为糖原的过程中，经酶的作用可变为糖醛酸，而后再变成黏多糖。在雌激素作用下，细胞内糖原含量增多。在孕激素的作用下，使浅表层内黏多糖增多。含黏多糖的细胞经消化酶处理后，PAS染色仍呈阳性反应，提示为中性黏多糖。用胶性铁染色可染出酸性黏多糖。

(4) 角质：这是一种特殊的纤维蛋白，其主要的化学变化在于角化氨基酸为硫氢键，在角化时氨基酸为双硫键。用氰化铁可测出硫氢组在月经中期达高峰。有生命的细胞内均可测到硫氢组，而双硫组则见于鳞状上皮的表面角化细胞。

(5) 胸苷：旁基底细胞生长旺盛，许多核蛋白前体氚标记胸苷可被旁基底细胞摄取到核内，供上皮生长的需要。

（二）柱状上皮

1. *形态学表现* 这种上皮被覆在宫颈管，偶尔在宫颈阴道部。粗大的圆柱状分泌细胞有顶端分泌和局部分泌两种分泌方式。当用阴道镜观察时，上皮的表现可有两种形式。第一型称为皱褶，粗略再分，表现为2个或3个隆起；在宫颈唇上，它纵向伸入颈管成为掌叶树状皱襞或生命树样结构。第二型显示由上皮的基础亚单位构成小葡萄串或绒毛。这种结构常为卵圆形，直径约1.5mm，能表现为扁平突起。每个绒毛以绒毛间隙与别的绒毛相分隔。

组织学检查显示上皮下间质内包含腺体，它与表面上皮相连接。当分泌物发生完全闭锁致局部黏液积储发生上皮性囊性结构，临床称为Nabothian滤泡。表面存在许多隧洞样结构，其在阴道镜下易于辨认，称为腺的开口。

组织学表现：这种上皮衬于颈管，偶然向宫颈阴道部伸展。组织学上，上皮细胞显示为高而细长，且均匀排列成一层紧密的鹅卵石样图像。柱状上皮有两型：无纤毛分泌细胞和动纤毛细胞。

纤毛细胞有颤动纤毛被覆，它向着宫颈管和阴道做有节律性摆动。颈管内膜柱状上皮内纤毛细胞常见，特别是在颈管近子宫内膜连接处纤毛细胞更常见。纤毛细胞有圆形或卵圆形的核，染色质匀细分布，胞质有许多线粒体、游离核糖体，偶有溶酶体，还有粗面和光面内质网，是胞质的特征。

超微结构表现：①透射电镜所见，单层高而细长细胞位于基底膜上，与鳞状上皮具有相同的基础。细胞的底部以半桥粒附在基底膜上，在侧面细胞以质膜接近，后者常插入复杂的指叉样皱褶中。桥粒紧密连接邻近的细胞，接近腔面时特别明显。核的外形很不规则，显示粗分布的染色质和不显眼的核仁，胞质内线粒体很多，尤以核下部位显著。②扫描电镜所见，如前面所描述的柱状上皮一样，基本单位是卵圆形小绒毛。每个绒毛以绒毛间隙分开。

2. 组织化学　柱状上皮内含有硫酸黏多糖，所以Alcian蓝和PAS染色均呈阳性反应。在浅部和深部腺体内中性和酸性黏多糖以不同的比例混合。在细胞顶部有碱性磷酸酶（AKP），在月经周期中的卵泡期AKP逐渐增多。宫颈柱状上皮细胞内DNA合成较慢，在炎症等因素刺激下则合成较快。

3. 宫颈内膜柱状上皮对卵巢激素的反应

（1）雌激素使颈管内膜柱状上皮分泌达高峰。在排卵前期及排卵前后，分泌唾液黏蛋白逐渐增多，分泌物变稀薄，有利于精子穿过。排卵后，在孕激素的影响下，唾液黏蛋白减少，硫黏蛋白占优势，分泌物变厚并呈酸性，不利于精子活动。宫颈黏液为糖蛋白，呈菌丝状。在菌丝样结构间有氯化钠和钾盐，可引起糖蛋白结晶。雌激素使糖蛋白结晶丝呈平行排列，长为5～15μm，呈羊齿植物状，有利于精子游走穿越。孕激素使结晶丝呈致密网状结构，不利于精子游走穿越。可以应用黏液结晶检查来测定有无排卵和激素水平。

（2）宫颈内膜表面上皮和腺上皮的基膜内的胶原成分是Ⅳ型胶原，含较多羟脯氨酸，也含较多糖类。基膜内尚含非胶原糖蛋白成分，包括纤维连接蛋白（Fn）和层连接蛋白（Ln）。Fn具有与多种物质黏合的特点，Ln具有与细胞和Ⅳ型胶原结合的特点，促使多种上皮黏附于Ⅳ型胶原。

（三）储备细胞

宫颈的储备细胞广义来说包含柱状上皮下细胞和鳞状上皮基底细胞，它们是未成熟或未分化细胞，分别是宫颈管内膜上皮和宫颈阴道部分的再生更新细胞。

1. 柱状上皮下细胞　又称为储备细胞，位于宫颈管黏膜表面上皮和腺上皮与基底膜之间，在一般宫颈组织标本切片中不易见到。柱状上皮下细胞具有增生和双向分化的能力，既可以分化为柱状上皮，也可以分化为鳞状上皮。分化为柱状上皮时便成为更新的表面柱状上皮或腺上皮。在炎症、理化因素和内分泌因素的刺激下，柱状上皮下细胞可以向鳞状上皮方向分化，即鳞状化生。

2. 鳞状上皮未成熟基底细胞　它位于复层鳞状上皮的最基底部分，在基底膜之上。一般认为基底细胞本身就是鳞状上皮的基底层细胞；但也有学者认为基底细胞和基底膜之间有平时不易见到的未分化细胞存在，它是鳞状上皮的储备细胞，也就是鳞状上皮再生或更新的细胞。在某些因素的刺激下，它可以增生成多层，称为基底细胞增生。鳞状上皮的储备细胞或未成熟基底细胞只单向分化为鳞状上皮，而不向柱状上皮分化。

（黄凌霄　赵　渊　石一复）

第二节 子宫颈生理变化

一、新生儿及发育前女童的宫颈

在胎儿期宫颈与宫体一样长，或更长些。胎儿期柱状上皮由于受母体激素的刺激过度生长到宫颈阴道部。这种情况占早产儿的1/3，足月新生儿增加至2/3，在发育前儿童中约持续为1/3，直到月经来潮。宫颈阴道部边缘部分被覆含糖原的复层鳞状上皮与阴道黏膜的鳞状上皮相似。宫颈管黏膜上皮呈外翻暴露于阴道环境中。初潮之前，阴道pH是中性的。柱状上皮适合于宫颈管的碱性条件，宫颈管暴露于阴道环境中，鳞状上皮化生可看作修复的过程。胎儿宫颈的间质细胞由小而深染的未分化的细胞所组成，向上与子宫内膜间质中与之相似的细胞相连接。在儿童期间质发育成熟成纤维组织和少数平滑肌细胞，后者向内口方向逐渐增加数量。靠近上皮的血管为薄壁血管，环绕外口区为数更多，大的血管存在于宫颈管壁的较深部位。

二、生育期子宫颈

在正常月经周期中宫颈管的长度和直径发生变化，其外口有相似的改变。宫颈黏液生化特性随性激素的周期性影响而变化，雌激素增加其量，水和盐的成分，黏液产生羊齿结晶的能力。然而宫颈组织学检查在一个正常月经周期中无明显形态学变化。

三、妊娠期子宫颈

在妊娠期由于受绒毛促性腺激素的影响，子宫颈也发生相应的变化。宫颈腺体数目增生和腺体功能亢进，宫颈阴道部鳞状上皮变化较轻。

（一）颈管内膜腺体变化

腺体数目增加，分泌功能亢进，产生多量黏液。这种变化在早孕时已显著，随着妊娠过程的进展而增加。腺体可深入间质并向子宫颈管腔突出。子宫颈管内膜厚度可达4～6mm，占整个子宫颈管壁厚度的1/2。腺体增生形成许多分支，使子宫颈管内膜面皱襞增加，其切面呈蜂窝状。由于子宫颈管黏膜增生，并向宫颈外口突出，外口周围宫颈阴道部呈淡红色细颗粒状，称为妊娠期宫颈糜烂。

组织学所见妊娠期宫颈腺体有以下几种改变。

1. *腺瘤样增生*　子宫颈管内膜增厚，腺体数目增多，分支多。腺上皮呈高柱状，呈假复层，胞质丰富充满黏液。内膜表面上皮下凹处生发出许多与表面平行的裂隙状分支腺管，分泌物增多。有的腺上皮呈乳头状增生，突向腺腔内，有的腺腔扩大充满黏液。

2. *微腺型增生*　由于腺体出芽状增生形成无数小腺体，且排列密集，腺上皮呈立方形。部分腺腔呈微囊状。

3. *Arias-Stella反应*　为内膜腺极度分泌反应，个别腺体或一个腺体的部分腺上皮核增大、深染、异型，向腺体突出，使腺上皮呈跳跃式分布。

4. *高度鳞状化生*　有的鳞状化生腺体中间残留有腺腔，有的形成一团团的实性鳞状上皮团块。

（二）鳞状上皮变化

1. *旁基底细胞增生*　鳞状上皮旁基底细胞增生活跃，可见核分裂，有时需与宫颈上皮内瘤变相鉴别。

2. *鳞状上皮乳头状瘤样增生*　宫颈阴道部鳞状上皮呈乳头状生长，尤以棘细胞增生活跃。其可能与人乳头状瘤病毒感染有关。妊娠结束后可自行消退。

（三）子宫颈间质变化

1. *蜕膜样反应*　蜕膜变在间质中常见，多发生于上皮下，在颈管内膜中显著。间质中有小片蜕膜样细胞，系宫颈间质细胞转变而来，但其发育程度要比子宫内膜的蜕膜细胞差。

2. *血管变化*　间质内血管增生、扩张，间质水肿伴白细胞浸润。

四、绝经后和老年人宫颈

绝经后由于宫颈平滑肌组织退化减少，结缔组织成分增加，宫颈的形态发生明显改变，在性成熟期，宫颈阴道部呈球形，与阴道之间形成明显穹隆。围绝经期开始后，宫颈阴道部及穹隆均逐渐萎缩，宫颈变硬变短，表面苍白，穹隆变浅。至老年期，宫颈变为扁平，穹隆完全消失，阴道顶端呈漏斗状。同时宫颈黏膜萎缩，腺体数目减少，宫颈黏液分泌量降低，白带减少。宫颈管由于缺乏黏液栓的保护，易发生上行性感染；宫颈口缩小，颈管狭窄甚至发生粘连，若宫腔存在癌肿或有感染，易致宫腔积血或积脓。

由于围绝经期雌激素水平下降，宫颈鳞状上皮与柱状上皮的交界（鳞柱交界）线向宫颈管内推移，而鳞柱交界是宫颈癌的好发部位，因此围绝经期宫颈鳞柱交界线的上移具有重要的临床意义。在性成熟期，围绝经期宫颈鳞柱交界位于宫颈外口处，移行带也位于宫颈阴道部表面，此时若有宫颈癌变，则病灶可位于宫颈外口处或宫颈阴道部表面，易于早期发现，早期治疗。围绝经期及老年妇女由于鳞柱交界上移，深入宫颈管内，移行带也位于宫颈管深处，致使老年妇女宫颈癌好发于宫颈管内。由于病灶位于宫颈管内，宫颈表面常光滑，而癌肿已侵及宫颈管深部，肉眼不易辨认，给早期诊断造成困难。因而，绝经期妇女行宫颈刮片细胞学检查时，除在宫颈表面取材外，还需从宫颈管中刮取标本，有时也会发现子宫颈管中息肉。

（周　凌　林文静　石一复）

第3章 宫颈息肉的病理学和瘤样病变

凡突出宫颈内膜表面带蒂的肿物均称为息肉。一般宫颈息肉（endocervical polyp）单发，也可有数个。小者直径数毫米，也可达2～3cm，甚至更大。

息肉是常见慢性宫颈炎伴发的病变之一。

慢性宫颈炎时，宫颈内膜柱状上皮、腺体和间质增生，使宫颈管的皱襞肥大而突出，渐向外生长并垂悬成为息肉。宫颈息肉多数单发，呈扁圆形或长圆形，红色，表面光滑，有时略带分叶，常有一蒂与宫颈管峡部黏膜相连，因此息肉活动度大，也有少数基底较宽。大小一般为数毫米至1cm，也有大如蚕豆样。息肉镜下显示表面四周覆盖柱状上皮，实质部分由腺体、纤维间质、血管和淋巴细胞、浆细胞组成。在蒂部为纤维组织及息肉的血管。

女孩从新生儿至16岁时，宫颈黏膜外翻并不少见。一般出生后6～9个月宫颈外翻自然消失，但少数病例仍持续存在，在外翻基础上发展成宫颈息肉。

青少年子宫内膜息肉少见，少数10岁以上的女孩可发生子宫内膜息肉，是雌激素长期对子宫内膜的刺激所致。2010年《中华妇产科杂志》报道1例未婚女性巨大宫颈管息肉，大小为8cm × 5.5cm × 5.5cm，病理诊断宫颈炎性息肉伴广泛鳞化及宫颈腺体囊肿，形状特殊，呈葡萄样，实属罕见。

老年妇女宫颈受慢性炎症的长期刺激，宫颈管黏膜局部增生，易形成息肉并由宫口向外突出，其外观色红，有细长的蒂，附着于颈管，质软而脆。息肉被覆一层柱状上皮，含有宫颈腺体，间质内有疏松的结缔组织、丰富的微血管，常伴有炎症细胞的浸润、易出血。另有一种来自宫颈阴道部的息肉，表面被覆鳞状上皮，间质为纤维结缔组织，无腺体，这种息肉表浅，基底较宽，色淡红而质较韧。

老年妇女往往因接触性或不规则阴道少量出血而就诊检查发现宫颈息肉，宫颈息肉的恶变率为0.2%～0.4%，因此息肉摘除后应常规送病理检查以排除癌变，如果息肉位于宫颈管深部不易暴露者，摘除时应同时行诊刮，将其根部残余息肉刮净。

第一节 宫颈息肉病理组织学

宫颈息肉病理组织学分类甚多，有简单的和详细的，主要与病理科研究深度和水平，妇产科专科病理或综合性病理科室的病理诊断水平有关，有关分类可参考如下：

炎症型：为炎症性肉芽性，以间质增生为主。

宫颈腺性增生型：以宫颈黏膜腺增生为主，增生腺体可囊性扩张。

纤维型：以较成熟纤维组织增生为主。

血管型：以肉芽性血管瘤样增生为主。

宫颈与子宫内膜型腺混合增生型。

假蜕膜型：间质明显蜕膜变。

假肉瘤型：间质为疏松的结缔组织并有少数核深染的区域或纤维细胞，此型应与葡萄状肉瘤鉴别。其中前者为：①异型巨细胞核深染，结构不清；②息肉内无幼稚的间质细胞；③无“生发层”和横纹肌肉瘤细胞。

宫颈息肉的腺体或间质均可发生各种类型的增生，也可恶性变，如表面上皮和腺上皮均可鳞化，也可发生非典型增生，甚至发生原位或浸润性癌。同样有的腺癌和肉瘤也可形成息肉样外观。

所谓不典型宫颈内膜息肉（atypical endocervical polyp）是指没有达到腺肉瘤指标的息肉，又称为腺肉瘤样息肉（adenosarcoma-like polyp），息肉的部分区域呈乳腺叶状肿瘤样特点，间质细胞“围管”图像不突出。

宫颈息肉的病理组织学：以陈忠年等主编的《妇产科病理学》中叙述得最为详细，介绍如下：

1. **腺瘤样型** 以宫颈内膜腺体增生为主，增生腺体集合成一堆或弥漫增生，间质很少。腺体和正常所见的相同，即分支形腺体，细胞为高柱状含黏液，有的腺体显示分泌亢进，细胞充满透亮的黏液。肉眼所见这种息肉较苍白，质地软。

2. **腺囊肿型（腺体潴留性囊肿型）** 息肉略大，切面含有黏液小囊。镜下见息肉大部分被数个囊性扩大的腺体所占，间质很少，腺腔内充满淡蓝色黏液，腺上皮被压成扁平状。

3. **肉芽型** 息肉色红，质软。息肉表面为柱状上皮，实质部分主要为肉芽组织，包括毛细血管、成纤维细胞和淋巴细胞。肉芽型息肉触之易出血。实际也是慢性炎症肉芽修复组织生长过度向外突出所致。

4. **血管瘤样型** 临床有月经后少量点滴状阴道出血，触之易出血。息肉呈鲜红色，切面中息肉充血，有红色小点。镜下示血管丰实，大多为不同程度扩张的毛细血管，血管壁薄腔大，充满红细胞。在血管周围间质中红细胞、间质和腺体都很少。

5. *鳞状化生型*　息肉周围覆盖的柱状上皮被覆层鳞状上皮所代替，间质内部分腺体也有鳞状上皮化生。

6. *纤维型*　息肉的间质主要为纤维结缔组织，很少见到腺体，有时伴有水肿，成纤维细胞增生反应与葡萄状肉瘤的息肉组织应区别，后者多发并可找到异型细胞。

7. *息肉蜕膜反应*　妊娠时的宫颈息肉有3种变化：①宫颈息肉内间质细胞可转化为蜕膜细胞，这需与蜕膜息肉相区分，后者是早期妊娠子宫峡部内膜蜕膜组织局部生长突出到颈管，这种息肉全部为蜕膜组织，其中无柱状上皮及宫颈腺体。②阿-斯反应现象，即腺体上皮细胞核大深染，甚至异型，呈跳跃式排列。③微腺体增生过长，息肉内充满增生或新生小腺体，腔内充满黏液。

8. *高位宫颈息肉*　息肉生长于子宫峡部和高位宫颈管处，息肉内部分腺体和子宫内膜腺体相似，部分为典型宫颈内膜腺体。

9. *长于阴道部分的宫颈息肉*　表面被很成熟的复层鳞状上皮所覆盖，间质为纤维结缔组织而无腺体，息肉色淡而质地软韧。

10. *胎盘息肉*　为息肉样组织碎片，由纤维蛋白样物质和成层的血块包围的蜕变绒毛组成，代表局灶性粘连性胎盘，因退变坏死有时难以诊断。对产后疑有胎盘残留而送检的刮宫标本，若病理所见仅为数个游离绒毛时，可能是胎盘娩出时所致，不应轻易诊断胎盘粘连或胎盘残留。此时应描述性诊断。

11. *宫颈息肉恶变*　宫颈息肉是发生于宫颈的常见良性病变，由子宫颈内膜固有层组成，包括表面被覆上皮及其下的隐窝组织。表面上皮常出现不同成熟程度的鳞状化生，化生的鳞状上皮偶尔形成鳞状上皮内病变（squamous intraepithelial lesion，SIL），息肉直径3～30mm，大多＜20mm，镜检均为典型的宫颈内膜息肉，被覆黏液柱状上皮，有腺体形成，间质纤维组织增生，有不等的炎症细胞浸润，血管充血。可有鳞状上皮不同程度化生，其有低级别或高级别鳞状上皮化生，有的少累及腺体，可有合并低级别或高级别宫颈鳞状上皮内病变。本病发病率文献报道为0.2%～0.5%。若因息肉小，位置较深或病理诊断遗漏等均不易诊断，当然也要与宫颈的SIL等鉴别。

这种生长在息肉部分的癌肿可解释为浸润癌的一部分或原发多中心癌的一部分。恶变的宫颈息肉在理论上应有鳞形细胞癌和腺癌两种。恶变的宫颈息肉腺癌应与宫颈或宫体腺癌呈息肉状生长并突出于宫颈管的疾病相区别，最重要的鉴别是检查蒂部有无恶变。息肉恶变的癌灶呈局限性分布，基底部及邻近组织中无癌组织，预后很好。息肉形癌组织是指整个息肉，包括基底部是宫颈癌的一部分，并且息肉的周围也是癌组织。如周围有癌组织，而息肉内仅有局限性癌灶，则属继发性浸润到息肉中的癌组织，并非息肉恶变。

（石一复）

第二节　宫颈非肿瘤性息肉样病变

在临床上也可有呈息肉状物被称为息肉，但此种息肉有时外观与慢性宫颈炎伴发的病变不一，其病因和病理组织亦与常见慢性宫颈炎伴发的“息肉”不一。

1. 纤维上皮性息肉（fibroepithelial polyp）　长于宫颈阴道部，在鳞柱上皮交界处，直径不超过2cm，表面为鳞状上皮，间质为结缔组织，有扩张血管或血管增生，表面上皮可有角化过度或溃疡形成。

2. 胶质息肉（glial polyp）　为宫颈息肉样肿块，内有神经胶质细胞和组织。患者常在不久前或2年前有流产史。认为是胎儿脑组织在刮宫时机械地种植在宫颈或宫体，有时伴有软骨和蜕膜组织。胶质细胞成熟，间质内有浆细胞、淋巴细胞浸润，也有局部切除后复发，但无转移。

3. 寄生虫性宫颈炎　宫颈血吸虫病多发生于血吸虫病流行区。本病为罕见病，往往继发于盆腔或子宫感染，病原为埃及血吸虫。常可引起鳞状上皮呈假上皮样增生。症状为白带增多，接触性出血，与宫颈癌相似。检查可见宫颈呈乳头状增生，表面形成溃疡，有接触性出血。有时呈子宫颈管内息肉样，致使月经周期中期有出血。可做活体组织检查，偶尔从组织中可发现血吸虫卵；患者往往因粪便或尿液中发现血吸虫而考虑到是血吸虫感染。血清学检查及皮内试验均有助于诊断。要做全身性治疗，局部用药无效。按治疗血吸虫病的方法行全身性治疗后，子宫颈局部病变逐渐自然痊愈。

4. 子宫颈结核　临床上并不常见，常由子宫内膜或输卵管结核蔓延而来，部分由淋巴或血循环传播所致。常伴有肺部结核，肉眼观察病变不明显，可呈现慢性宫颈炎表现，呈颗粒状，或溃疡形成，触之出血。组织学上宫颈组织内有结核结节由干酪样坏死类上皮细胞、多核巨细胞组成，围以淋巴细胞浸润。

临床主要表现为带臭味的阴道分泌物及性交后阴道出血。子宫颈可表现为肥大及乳头状增生或为溃疡。因子宫颈的改变在临床上难与宫颈癌区别，故诊断必须做活体组织检查。组织学所见为典型结节，中央有干酪样物。但这种病理改变有时亦由其他微生物感染所致，故尚需做结核菌培养以明确诊断。主要用抗结核药物治疗。

5. 微腺型腺体增生（microglandular hyperplasia）　妊娠和口服避孕药的妇女的子宫颈中可常见此变化，主要是由于孕激素刺激引起宫颈内膜柱状细胞下储备细胞增生并向腺体方向分化。肉眼观为子宫颈管黏膜增厚或如息肉状，直径为1～2cm，有接触性出血。病理切片镜检为无数密集、大小不一的腺体。细胞及腺腔内可见到黏液。

6. 宫颈腺肌瘤　是子宫内膜异位于宫颈管局部，临床上较少见，临床上诊断宫颈腺肌瘤常须与宫颈其他疾病相鉴别。

（1）宫颈息肉：从外观上鉴别困难，但宫颈腺肌瘤质地硬，宫颈息肉较软。有水肿的腺肌瘤尚须与恶性中胚叶混合瘤相区别。确诊主要依靠病理检查。大体观肿瘤切片呈编织状，有时可见扩张的腺体形成小囊隙。镜下见肿瘤由纤维结缔组织、平滑肌组织和腺体混合组成。

（2）宫颈非典型息肉样腺肌瘤是女性生殖系统良性肿瘤。最早为 Mazur 在 1981 年报道。至今国外已有几十例报道，国内也有数例报道。发病可能与雌激素水平增高有关。

临床特征以宫颈非典型息肉样腺肌瘤为主，多发生于绝经前妇女，发病年龄为21～53 岁（平均 39.7 岁），症状主要表现为月经过多或绝经后阴道出血、流液。检查肿瘤位于宫颈管内呈息肉状或结节状生长，边界清。非典型息肉样腺肌瘤也可生长在子宫下段及子宫底部。

病理学上大体观肿瘤呈息肉状或结节状生长。最大直径不超过6cm（平均 1.9cm）。切面呈灰白色或灰黄色，质韧。镜下观肿瘤由中等程度不典型增生的子宫内膜腺体及丰富的平滑肌组成，腺体没有背靠背现象。细胞有一定的异型性，但核分裂象少见。约 90% 的病例有鳞状上皮化生或桑葚样化生。平滑肌增生较活跃，但核分裂象少于2个/10HPF。

诊断和鉴别诊断时注意该病主要依靠病理检查明确诊断。只要经过仔细的病理检查和辅以肌源性标志的免疫组化SMA、actin、desmin 检测，诊断一般并不困难。但在临床上须与宫颈腺肌瘤、宫颈息肉、腺纤维瘤相鉴别。主要的鉴别点是在病理上是否存在不典型增生的子宫内膜腺体及丰富的平滑肌组织。有关治疗与预后，宫颈非典型息肉样腺肌瘤本身属良性肿瘤。

（石一复）

第三节　宫颈良性肿瘤的息肉样病变

宫颈良性肿瘤反比宫颈恶性肿瘤少见，但也有外观呈息肉样改变，临床和病理上均应鉴别和明确诊断，分别治疗。

一、子宫平滑肌瘤

宫颈、宫腔黏膜下有蒂肌瘤常有蒂，蒂在子宫体或宫颈管阴道内，可延伸到宫颈管、宫颈管口，甚至外阴，有时会误认为是息肉。

二、宫颈乳头状纤维腺瘤

本病是极少见的一种良性肿瘤，多发生于绝经期及老年妇女，可有阴道分泌物增多，呈血性或绝经后少量阴道出血。肿块主要为纤维间质组织，肿瘤可呈息肉状，分支状的空隙内有乳头向腔内突出，呈分叶状或乳头状生长。镜下见肿块主要为纤维间质组织，表面被分泌黏液的柱状上皮所覆盖。该柱状上皮又形成乳头向分支状的空隙内突出，上皮成分和间质成分均为良性形态。本病的诊断主要依赖于病理检查，治疗原则为手术切除病灶。

三、宫颈乳头状纤维瘤

本病罕见，不同于一般宫颈内膜息肉，由腺上皮和纤维两种成分组成，多见于绝经期和老年妇女。镜下见分支状的空隙内乳头向腔内突出，乳头由单层分泌黏液的柱状上皮所组成，肿块实质部分为纤维间质组织。

四、宫颈鳞状上皮乳头状瘤

本病常位于宫颈部阴道上，又称为宫颈乳头状瘤，约占宫颈良性肿瘤的0.24%。多发生于生育期的妇女，且较多发生于妊娠期。有报道同时合并妊娠的占72.4%。

宫颈鳞状上皮乳头状瘤的外观为乳头状的小突起，多为单发，有蒂，体积直径常小于1cm。镜下观：通常肿瘤呈乳头状分支形态，乳头被覆成熟的鳞状上皮，上皮下有纤维结缔组织和血管构成的乳头状轴心。少数鳞状上皮可有核分裂，细胞内含糖原。因在宫颈有乳头状突起，易误诊为宫颈息肉，发生在妊娠期易误诊为妊娠期宫颈息肉，也可误诊为尖锐湿疣、宫颈鳞状细胞疣状癌。主要应由病理诊断，宫颈鳞状上皮乳头状瘤镜下主要可见棘层细胞增生，整个上皮层增厚呈乳头状，其中心部分为纤维结缔组织。棘细胞排列有层次，可见少数核分裂，细胞内含有糖原。乳头状瘤有5%可恶变。尖锐湿疣基底宽，表面呈疣状，由HPV引起，可见凹空细胞（细胞中呈现空泡）；宫颈鳞状细胞疣状癌镜下呈浸润生长。

多数患者无任何症状；少数人可出现白带增多，呈白色或淡黄色。病变常在妇科检查时发现，表现为宫颈表面有单个的乳头状小突起。在妇科检查时须仔细检查宫颈表面，有无小乳头状突起。特别对有白带改变者更应细致检查。如发现有乳头状突起必须活检送病理检查，以明确诊断。

宫颈乳头状瘤须与尖锐湿疣相鉴别，尖锐湿疣由 HPV 感染引起，主要经性接触传播。临床症状常不明显，可有瘙痒、烧灼痛。但病灶常为多发性，除宫颈外尚可在外阴、阴道等部位发现病灶。乳头状突起可融合成团块，直径可大于 1cm 。镜下见棘细胞层高度增生、有挖空细胞。尖锐湿疣在分娩后有时可自行消退。但乳头状瘤不会自行消退。

本病的治疗原则是手术切除病灶。瘤根部电凝止血。因乳头状瘤有 5% 可发生恶变，故标本必须送病理切片检查。

五、宫颈腺肌瘤

详见上一节。

六、腺纤维瘤（adenofibroma）

本病是少见的宫颈良性肿瘤。属Müllerian混合性肿瘤，大体显示肿瘤呈息肉状或分叶状肿物。

七、宫颈非典型息肉样腺肌瘤

本病是一种罕见息肉状肿物，多发生在子宫下段，少数在宫颈。本病是子宫内膜异位于宫颈管局部，临床上较少见，是女性生殖系统的良性肿瘤。最早为 Mazur 在 1981 年报道，至今国外已有几十例报道，国内也有数例报道。发病可能与雌激素水平增高有关。

临床特征以子宫颈非典型息肉样腺肌瘤为主，多发生于绝经前妇女，发病年龄为21～53岁（平均39.7岁），症状主要表现为月经过多或绝经后阴道出血、流液。检查肿瘤位于颈管内呈息肉状或结节状生长，边界清。非典型息肉样腺肌瘤，也可生长在子宫下段及子宫底部。

病理学上大体观肿瘤呈息肉状或结节状生长。最大直径不超过6cm（平均1.9cm）。切面呈灰白或灰黄色，质韧。镜下观肿瘤由中等程度不典型增生的子宫内膜腺体及丰富的平滑肌组成，腺体没有背靠背现象。细胞有一定的异型性，但核分裂象少见。约90%的病例有鳞状上皮化生或桑葚样化生。平滑肌增生较活跃，但核分裂象少于2个/10HPF。

诊断和鉴别诊断时注意该病主要依靠病理检查明确诊断。临床上诊断子宫颈腺肌瘤常须与宫颈其他疾病相鉴别。宫颈息肉从外观上鉴别困难，但质地前者硬，后者较软。有水肿的腺肌瘤尚须与恶性中胚叶混合瘤相区别。确诊主要依靠病理检查。大体观肿瘤切片呈编织状，有时可见扩张的腺体形成小囊隙。镜下见肿瘤由纤维结缔组织、平滑肌组织和腺体混合组成。只要经过仔细的病理检查和辅以肌源性标志的免疫组化SMA、actin、desmin检测，诊断一般并不困难。但在临床上须与子宫颈腺肌瘤、子宫颈息肉、腺纤维瘤相鉴别。主要的鉴别点是在病理上是否存在不典型增生的子宫内膜腺体及丰富的平滑肌组织。

有关治疗与预后，宫颈非典型息肉样腺肌瘤本身属良性肿瘤。但该病病灶周围合并内膜癌及起源于该病的腺癌均有报道。给本病治疗方案的制订带来一定的困难。目前多数学者认为治疗方法可根据患者年龄、症状及是否需要保留生育功能而定。如症状严重，不需保留生育功能或诊断为低度恶性潜能的患者及绝经后妇女，可采用子宫全切除术。对大多数患者可做病灶切除，诊刮如无其他异常则应密切随访，一般预后良好。

八、子宫颈横纹肌瘤（rhabdomyoma）

本病为宫颈显示横纹肌分化的良性肿瘤。大体通常呈孤立性结节肿块，有时呈息肉样表现。本病是良性肿瘤，预后好，切除后不复发。

（杨建华　石一复）

第四节　宫颈恶性肿瘤的息肉样病变

宫颈恶性肿瘤主要是宫颈鳞癌、腺癌。通过病史、细胞学、HPV检测、阴道镜活检病理检查，现能早期诊断。但其宫颈管或宫颈外口也有可能如息肉样赘生物长出，也有造成误诊、漏诊的可能。因此，外观与通常所见的宫颈息肉有异样时，切勿武断诊断为宫颈息肉，以及早病理诊断鉴别为宜，活检要求有足够的取材，利于做出正确的诊断。

宫颈肉瘤（sarcoma of uterus cervix）临床较为罕见，是恶性程度较高的女性生殖器肿瘤，好发于中年妇女，常见的发病年龄为绝经期前后，而宫颈肉瘤较少见，宫体与宫颈部发生肉瘤的比例约为15∶1，宫颈葡萄状肉瘤则多见于幼女。宫颈恶性肿瘤中宫颈肉瘤，尤其其中的宫颈中胚叶混合瘤中的腺肉瘤，其上皮成分呈良性，间质成分恶性。发生于宫颈或子宫下段，大多呈宫颈息肉形状，临床常误认为宫颈息肉。这种息肉可以呈巨大形，常在摘除后复发，应引起警惕。

子宫肉瘤主要来源于子宫平滑肌、子宫膜间质及由子宫上皮和非上皮组织来源的混合性肿瘤。

1. 低度恶性子宫内膜间质肉瘤　肿瘤可形成息肉或结节自子宫内膜向宫腔或突至宫颈口外，体积比一般息肉大，蒂宽，质软、表面光滑或破溃有继发感染。肌层内肿瘤呈结节性或弥漫性分布，可浸润周围子宫肌组织，部分可侵至浆膜下。肿瘤切面外翻，呈鱼肉样，色泽为棕褐色至黄色，可有出血、坏死及囊性变。肌层和子宫外盆腔血管内有蚯蚓样瘤栓。镜下肿瘤细胞像增殖期子宫内膜间质细胞，细胞大小一致，呈卵圆形或小梭形，核分裂少，≤3个/10HPF。瘤组织内血管丰富，可分别像静脉、小毛细血管，或像子宫内膜的螺旋动脉样的厚壁血管。细胞胞质少，核有红颗粒及染色均匀的染色质，细胞异形较少，肿瘤细胞沿着淋巴管生长，甚至侵入淋巴管内，周围可见内皮细胞包围。

2. 高度恶性子宫内膜间质肉瘤　大体形态与低度恶性子宫内膜间质肉瘤相似，但体积大，出血坏死明显。镜下肿瘤细胞呈梭形，多角形，大小不等，异型性明显，核分裂＞10个/10HPF，常超过20～30个/10HPF，瘤细胞可排列成上皮样的细胞巢、索条状和片块，生长快，常有局部复发及远处转移。

3. 恶性米勒管混合瘤　本病文献中名称较多，颇易混淆，按国际肿瘤学分类而采用此名。根据其所含组织成分，可分为以下几种：

（1）癌肉瘤：肿瘤中含有癌及肉瘤两种成分，癌以腺癌为多见，肉瘤为子宫同源性成分，如平滑肌和纤维组织等。

（2）恶性中胚叶混合瘤：肿瘤中也有癌和肉瘤两种成分，肉瘤以子宫异源性成分为主，如横纹肌、骨、软骨、脂肪等组织。若为胚胎性葡萄状肉瘤，病灶在宫颈和阴道上部，外观呈粉红色如葡萄状，生长迅速，常可充满整个阴道，甚至脱出于阴道口外，并侵犯膀胱及盆腔等器官。葡萄状肉瘤可发生于女性生殖道的任何部位，以下生殖道为多见而发生在子宫者较少。发生于阴道或外阴者，多为婴幼儿，发生于子宫颈者多为中、青年妇女，发生于子宫体者多为中老年绝经后妇女。肿瘤外观分为叶状，似葡萄样，暗红色，质软脆，易出血。镜下肿瘤细胞为胚胎型横纹肌母细胞，伴黏液样间质，细胞分化差、异型明显，可见核分裂象。

（3）子宫颈横纹肌肉瘤（rhabdomyosarcoma）：罕见，与阴道葡萄状肉瘤相似，是一种恶性的胚胎性横纹肌肉瘤。肿瘤多呈息肉状生长，表面光滑，半透明，质软，有蒂或无蒂，直径为2～10cm。

（4）宫颈葡萄状肉瘤：主要系子宫内癌肿延至宫颈或是葡萄状肉瘤，其是中胚层混合瘤及中肾源性腺癌，前者是中肾旁管的恶性肿瘤，除母组织为内膜间质，还有黏液、软骨、骨及肌肉成分。小儿子宫内膜癌也可累及宫颈，但甚为罕见，其来源为中肾管，而非大量子宫内膜本身。该病临床表现、诊断、治疗均与成人相同。

4. 恶性混合性间叶肉瘤　肿瘤内无上皮成分（癌），而含有两种以上的间叶组织，如黏液脂肪肉瘤，有时肿瘤向一种成分分化，形成特殊型肉瘤，如横纹肌肉瘤、软骨肉瘤，多见肿瘤从子宫后壁的内膜长出，呈息肉状向宫腔内突起，可充满宫颈或突出宫颈外。肿瘤蒂部较宽，早期与周围内膜分界清楚，质软，表面光滑，可有溃疡，切面呈灰白色或出血、坏死，并可见小囊腔，内有黏液。镜下检查肿瘤细胞有双向分化特征，有癌和肉瘤两种成分，多见肉瘤中夹有小量癌组织。肉瘤组织分化不成熟者可见星形、圆形及梭形细胞；分化成熟时有内膜间质、纤维结缔组织及平滑肌细胞，当细胞向异源性分化时，可见横纹肌、骨及软骨组织。癌组织以腺癌为多见。

5. 宫颈腺肉瘤（adenosarcoma of cervix）　由良性上皮成分与恶性间质成分构成的肿瘤。大多发生在绝经后，小部分为生育年龄，多呈息肉样改变，有时会突出于阴道。鉴别疾病：①宫体原发腺肉瘤突入宫颈，主要观察蒂部所在位置；②宫颈息肉；③宫颈葡萄状肉瘤，多见于青少年，缺乏腺体成分，免疫组化有助鉴别；④腺纤维瘤。

6. 宫颈高级别神经内分泌癌（neuroendocrine carcinoma，NEC）　其中宫颈小细胞NEC，可在宫颈管内口形成肿瘤，伴坏死溃疡。

7. 子宫内膜间质肉瘤（endometrial stromal sarcoma，ESS）　50%为绝经前女性，少数见于年轻或未婚女性，有的患者有接受放疗或因乳腺癌服他莫昔芬史，临床主要表现为阴道出血，少数妇科检查时肿物已从宫颈口脱出。

8. 其他　子宫颈鳞癌也有息肉型。

（周怀君　石一复）

第五节　宫颈转移性肿瘤的息肉样病变

临床上子宫内膜腺癌累及宫颈，按国际妇产科联盟（FIGO）分期为Ⅱ期，其又分为Ⅱa癌肿仅累及宫颈内膜腺体，Ⅱb为癌组织侵犯宫颈间质，常是通过分段诊断，宫颈管细胞学检查和宫颈B超检查可协助诊断。子宫内膜癌累及宫颈内膜腺体者，宫颈一般在大小、软硬度、色泽等方面无明显异常，宫颈阴道部可能光滑或有不同程度的宫颈糜烂。而子宫内膜癌累及宫颈后进一步侵犯宫颈间质，则可使宫颈直径有不同程度增大。

子宫内膜癌累及宫颈，在子宫标本中见到子宫内膜癌直接由子宫内膜向下蔓延，延伸到子宫颈内膜，这是直接蔓延的证据。也有部分是经病理切片上见到淋巴管瘤栓到宫颈的，这主要是宫颈间质的浸润。Kadar等报道，癌局限于宫颈间质的占65%，间质及黏膜都有的占22%，仅有黏膜浸润的占13%，由此可见，宫颈受累时淋巴管的扩散转移是一个重要途径。

妊娠滋养细胞肿瘤中的中间型滋养细胞肿瘤-胎盘部位滋养细胞肿瘤（PSTT）子宫内膜息肉型个别可在宫颈口具有息肉样赘生物。上皮样滋养细胞肿瘤个别也有转移到宫颈呈肉样肿瘤。

（石一复）

第4章 宫颈息肉的临床表现及诊断

宫颈息肉是发生于宫颈的常见的良性病变，极大部来自颈管内膜长出的赘生物，故又称为宫颈内膜息肉，少数来自宫颈阴道部。大多数宫颈息肉由炎性刺激引起，在慢性宫颈炎时，宫颈内膜表面上皮、腺体和间质增生，使颈管的皱襞肥大而突出，渐渐向外生长并垂悬而成为息肉。

由子宫颈内膜固有层组成，包括表面被覆上皮及其下的隐窝组织。表面上皮常出现不同成熟程度的鳞状化生，化生的鳞状上皮偶尔形成鳞状上皮内病变（SIL），息肉直径为3～30mm，大多＜20mm，镜检均为典型的宫颈内膜息肉，被覆黏液柱状上皮，有腺体形成，间质纤维组织增生，有不等的炎症细胞浸润，血管充血。可有鳞状上皮不同程度化生，其有低级别或高级别鳞状上皮化生，有的少累及腺体，可有合并低级别或高级别的宫颈鳞状上皮内病变。文献报道本病恶变发生率为0.2%～0.5%。若因息肉小，位置较深或病理诊断遗漏等均不易诊断，当然也要与宫颈的SIL等鉴别。

（1）良性子宫颈息肉：女孩从新生儿至16岁时，宫颈黏膜外翻并不少见。一般出生后6～9个月宫颈外翻自然消失，但少数病例仍持续存在，在外翻基础上发展成宫颈息肉。青少年子宫内膜息肉少见，少数10岁以上的女孩可发生子宫内膜息肉，是由雌激素长期对子宫内膜的刺激所致。青少年子宫内膜息肉且有痛经者可用解痉对症治疗，一般不用内分泌治疗，以免干扰月经周期。如月经量多、频频引起贫血，可于月经周期第16～25天口服孕激素，如无效则服用雌激素及6-氨基己酸止血。仍无效可考虑用小儿刮匙或吸刮匙刮宫，刮出物送检。息肉可由刮宫而获得。

（2）胎盘息肉：为息肉样组织碎片，由纤维蛋白样物质和成层的血块包围的蜕变绒毛所组成，代表局灶性粘连性胎盘，因退变坏死有时难以诊断。对产后疑有胎盘残留而送检的刮宫标本，若病理所见仅为数个游离绒毛时，可能是胎盘娩出时所致，不应轻易诊断胎盘粘连或胎盘残留。此时应行描述性诊断。

一、临床表现

宫颈息肉多见于40～60岁经产妇，大多无症状，也可引起白带增多，白带为血性或有血丝，易有点滴状不规则阴道出血或性交后出血。特大宫颈息肉国内也有报道，阴道口脱出肿块，呈紫红色、质软、无痛，可用手回纳，但按压腹部即可见阴道口有肿块脱出，阴道口有2/3被肿块堵塞，蒂部与宫颈上唇相连，后完整切除肿物17.2cm × 6cm × 1.3cm 和3cm × 3cm × 0.65cm，病检为宫颈息肉。浙江医科大学附属妇产科医院报道，1989～1990年宫颈息肉1690例，人群中发生率为2.5%，好发年龄为30～49岁，已婚女性占98.3%，阴道出血为主要临床症状，病理类型以慢性宫颈炎型和鳞化型多见，分析慢性宫颈炎是导致宫颈息肉的主要原因。宫颈息肉存在癌变的危险性，该院统计为2%。

老年妇女宫颈受慢性炎症的长期刺激，宫颈管黏膜局部增生，易形成息肉由宫口向外突出，其外观色红，有细长的蒂，附着于宫颈管，质软而脆。息肉被覆一层柱状上皮，含有宫颈腺体，间质内有疏松的结缔组织、丰富的微血管，常伴有炎症细胞的浸润、易出血。另有一种来自宫颈阴道部的息肉，表面被覆鳞状上皮，间质为纤维结缔组织，无腺体，这种息肉表浅，基底较宽，色淡红而质较韧。

老年妇女往往因接触性或不规则阴道少量出血而就诊检查发现宫颈息肉，宫颈息肉的恶变率为0.2%～0.4%，故息肉摘除后应常规送病检以排除癌变，如果息肉位于宫颈管深部不易暴露者，摘除时应同时行诊刮，将其根部残余息肉刮净。

绝经后由于宫颈平滑肌组织退化减少，结缔组织成分增加，宫颈的形态发生明显改变，在性成熟期，宫颈阴道部呈球形，与阴道之间形成明显穹隆。围绝经期开始后，宫颈阴道部及穹隆均逐渐萎缩，宫颈变硬变短，表面苍白，穹隆变浅。至老年期，宫颈变为扁平，穹隆完全消失，阴道顶端呈漏斗状。同时宫颈黏膜萎缩，腺体数目减少，宫颈黏液分泌量降低，白带减少，宫颈管由于缺乏黏液栓的保护，易发生上行性感染；宫颈口缩小，颈管狭窄甚至发生粘连，若宫腔存在癌肿或有感染，易致宫腔积血或积脓。

由于围绝经期雌激素水平下降，宫颈鳞状上皮与柱状上皮的交界（鳞柱交界）线向宫颈管内推移，而鳞柱交界是宫颈癌的好发部位，因此围绝经期宫颈鳞柱交界线的上移具有重要的临床意义，在性成熟期，围绝经期宫颈鳞柱交界位于宫颈外口处，移行带也位于宫颈阴道部表面，此时若有宫颈癌变，则病灶可位于宫颈外口处或宫颈阴道部表面，易于早期发现、早期治疗，围绝经期及老年期妇女由于鳞柱交界上移，深入颈管内，移行带也位于颈管深处，致使老年妇女宫颈癌好发于宫颈管内，由于病灶位于颈管内，宫颈表面常光滑而癌肿已侵及颈管深部，肉眼不易辨认，给早期诊断造成困难。因而，绝经期妇女行宫颈刮片细胞学检查时，除在宫颈表面取材外，必须从颈管中刮取标本，从而提高宫颈癌的早期诊断率。

二、诊断

宫颈息肉暴露于宫颈外口，用阴道扩张器检查发现息肉并不困难，但有时须与黏膜下小肌瘤、Müllerian混合瘤中的腺纤维瘤及葡萄簇肉瘤相鉴别。宫颈息肉恶变罕见，息肉恶变的癌灶呈局限性分布，基底部及邻近组织中无癌组织。如息肉周围的宫颈组织有癌存在，而在息肉内仅有局限性癌灶则属于继发性浸润到息肉中的癌，而非息肉恶变。另外，还须与宫体或宫颈腺癌呈息肉状生长并突出于宫颈管外口的癌息肉相区别，所以宫颈息肉摘除后病理学检查是十分必要的。

宫颈息肉超声也可发现和协助诊断。小息肉超声检查不易发现，较大息肉经扩阴器检查暴露宫颈易发现和诊断。较大子宫颈管黏膜层或宫颈外口处有呈扁圆形或条索实性突起，回声可为均匀低回声、中等回声或强回声不等，宫颈管线仍清楚可见。彩色多普勒血流显像为星点状血流或见血管伸入其中。宫颈息肉常合并宫颈囊肿。

绝经后子宫内膜息肉采用阴道超声优于腹部超声检查。息肉彩色多普勒血流信号不明显，宫腔内有较高回声团，部分近蒂部可见点状或条状血流信号，部分患者血流信号不明显。子宫内膜血流频谱阻力指数（RI）＞0.4。

重视宫颈息肉的肉眼观察，结合病史，了解宫颈息肉样病变（详见宫颈息肉样病变的有关内容）对诊断和鉴别诊断有帮助，最后需要病理确诊。

三、宫颈息肉误诊和漏诊

1. 将近50%患者无明显症状，最多白带稍多，或白带中稍有血而未予以重视。

2. 性交后出血或阴道出血，但因血量少，呈点滴状，而未予以重视和及时就诊。

3. 存在宫颈管内未发现。

4. 妇科B超有许多对宫颈B超未重视或遗漏。

5. 临床患者多，医生未对每例患者做妇科检查，或扩阴器未暴露宫颈，或宫颈黏液或分泌物多，未用干棉球或大干棉签清除分泌物而漏诊。

6. 肉眼观对宫颈大体观不仔细或不识别，对细小息肉认为是炎症。

7. 对可疑者未做阴道镜检查和病理确诊。

（黄凌霄　石一复）

第 5 章
宫颈息肉的治疗

一、宫颈物理治疗

通过激光、电灼、电凝、冷冻、微波、聚焦超声、红外线等物理治疗将宫颈病变的上皮破坏、脱落，新生的鳞状上皮再重新覆盖有病变部位使之恢复正常。宫颈物理治疗也是可用于宫颈息肉的治疗方法之一，但主要适用于小息肉，在处理慢性宫颈炎时一并处理。

二、宫颈息肉摘除术

宫颈息肉来源于颈管黏膜增殖者被覆一层柱状上皮，含有宫颈腺体，间质内有疏松结缔组织，丰富的微血管，常伴有炎症细胞浸润。其通常为光滑、柔软、舌形突出于颈管外口或在宫颈管内，单个或多个，大小不等，约米粒大到拇指头大，表面鲜红发亮，一般无溃疡，接触易出血，多有蒂，细长。另类来源于宫颈阴道部分的息肉表面、为复层鳞状上皮，间质内为纤维结缔组织，无宫颈腺体。其位于宫颈阴道部，较表浅，基底宽、呈小丘状隆起，淡红色，质地坚韧，不易出血。月经间期或性交后出血是最常见的症状，可伴有白带增多和月经过多。典型息肉诊断不困难，但溃疡性和非典型息肉有待于进行病理检查。

1. 子宫颈息肉摘除术（excision of cervical polyp）适应证

（1）宫颈息肉诊断明确者。

（2）3天内无性生活。

（3）白带检查正常。

2. 手术时间　以月经干净3～7天为宜。有少数患者在月经后期可见息肉脱出宫颈外口，而月经干净后又回缩。此类患者可试用缩宫素后或于月经后期实施。

3. 麻醉与体位　手术时无须麻醉。患者取膀胱截石位实施。

4. 手术步骤

(1) 常规消毒外阴，置扩阴器撑开阴道，暴露宫颈，常规消毒宫颈及阴道各壁。

(2) 有蒂且细长者用血管钳夹住蒂部，顺时针旋转血管钳直至息肉脱落。蒂较粗短者，血管钳夹住蒂部用刀切为宜。

(3) 蒂的基底部用电烙烧灼，既治疗了病变区域，减少了息肉的复发，又有较好的止血效果。

5. 注意事项

(1) 较大且不易看到蒂部时应做宫颈扩张术，扩张宫颈至8号。对于在宫颈管内的残留蒂部和息肉行宫颈管诊刮有效。

(2) 少量出血可压迫止血；或用止血药、明胶海绵填塞；或填塞纱布次日取出。多量出血者往往蒂粗或无蒂，导致创面较大，可用低频电熨止血；或用2-0肠线缝扎。

(3) 对来源于宫颈阴道部分的息肉估计切除困难者可直接行电熨术。

6. 手术后并发症　宫颈息肉均有感染，其中多是致病力强的葡萄球菌、链球菌或革兰阴性杆菌混合感染。息肉切除术可引起或加重急性输卵管炎，造成严重感染者少见，可选用广谱抗生素治疗。切除较大息肉后数天内即行子宫切除是不明智的，后一手术可引起盆腔腹膜炎。建议息肉切除1个月后再行子宫切除。

7. 注意事项

(1) 由于有出血的危险，因此须做这种手术的部分患者住院治疗是比较明智的。

(2) 必须对息肉蒂部病变区域进行治疗。

(3) 息肉恶变率为0.2%～0.4%，取下的息肉组织必须送病理检查。

(4) 对于绝经后妇女有宫颈息肉须注意子宫内膜病变。

(5) 妊娠期发现宫颈息肉暂不处理。但有反复出血者，经扩阴器检查确为宫颈出血者可予以摘除，早期妊娠者须防止流产，中期妊娠者一般无妨。

(6) 嘱患者术后禁性生活、盆浴1个月。

三、宫颈赘生物电刀切除术

宫颈或宫体黏膜下有蒂肌瘤或息肉，脱入宫颈口或阴道者，或较大的宫颈息肉或慢性宫颈管炎症性赘生物均采用电刀切除之。

患者取膀胱截石位常规消毒，铺消毒巾，用扩阴器暴露宫颈，再消毒宫颈及阴道，用鼠齿钳或卵圆钳钳夹赘生物，暴露其蒂或基底，用多功能高频电刀切割，也可用圆卷形电切（摘）器，套住赘生物在蒂部或基底部电切割，去除赘生物。

电切术前，应估计蒂的深浅，直径大小，超声检查可协助诊断，一般直径2cm左右，均可切除，但基底部可予以电凝或电灼，防止出血，同时应适量应用抗生素预防感染。一般于月经后3～7天摘除为宜，也可根据出血多少，临时决定。切除物必须送病理切片检查，若为恶性肿瘤则应及时扩大手术范围。

四、宫颈或宫颈管有蒂息肉钳夹切除和留置血管钳止血观察

对宫颈或宫颈管有蒂息肉位于宫颈管位置比较深（高）处或宫颈息肉蒂部较粗大不容易扭转摘除或防止息肉切除后无法采用电灼或电凝止血，可以用血管钳钳夹住蒂的根部，先切（摘）除息肉，血管钳留置，卧床休息12～24小时后去除。一般仅运用于边缘地区或基层单位无设备条件的处理。

五、宫腔镜手术

宫颈息肉直径大于1cm者在宫腔镜下切除，尤其是使用电切术，有其优越性。因宫颈息肉大者易发生以下情况。

1. 在未经病理诊断前易引起误诊或漏诊为子宫黏膜下肌瘤、子宫内膜息肉、子宫内膜间质肿瘤、子宫内膜癌等。

2. 隐匿在宫颈管内的息肉也易被漏诊，或切除不全日后易引起复发。

3. 宫颈多发性息肉隐匿，或子宫体或子宫颈其他息肉样赘生物在宫颈管内未被及时发现，易致病情加重，延误诊断。

4. 宫颈息肉复发者不少见，有时常仅见脱出于宫颈外口者，而未给予检查。因多发性隐匿于宫颈管者未被及时处理易致复发或恶变，甚至忽视宫腔内相关病变，尤其是宫颈息肉直径大，蒂部粗短者。

有上述相关情况的子宫颈息肉采用宫腔镜下切除则对避免漏诊和误诊、减少复发、及时发现相关疾病较为有利。

六、绝经后和老年妇女宫颈息肉的治疗

绝经后由于宫颈平滑肌组织退化减少，结缔组织成分增加，宫颈的形态发生明显改变，在性成熟期，宫颈阴道部呈球形，与阴道之间形成明显穹隆。围绝经期开始后，宫颈阴道部及穹隆均逐渐萎缩，宫颈变硬变短，表面苍白，穹隆变浅。至老年期，宫颈变为扁平，穹隆完全消失，阴道顶端呈漏斗状。同时

宫颈黏膜萎缩，腺体数目减少，宫颈黏液分泌量降低，白带减少，宫颈管由于缺乏黏液栓的保护，易发生上行性感染；宫颈口缩小，宫颈管狭窄甚至发生粘连，若宫腔存在癌肿或有感染，易致宫腔积血或积脓。

由于围绝经期雌激素水平下降，宫颈鳞状上皮与柱状上皮的交界（鳞柱交界）线向宫颈管内推移，而鳞柱交界是宫颈癌的好发部位，因此围绝经期宫颈鳞柱交界线的上移具有重要的临床意义，在性成熟期，围绝经期宫颈鳞柱交界位于宫颈外口处，移行带也位于宫颈阴道部表面，此时若有宫颈癌变，则病灶可位于宫颈外口处或宫颈阴道部表面，易于早期发现，早期治疗，围绝经期及老年妇女由于鳞柱交界上移，深入颈管内，移行带也位于颈管深处，致使老年妇女宫颈癌好发于宫颈管内，由于病灶位于颈管内，宫颈表面常常光滑而癌肿已侵及颈管深部，肉眼不易辨认，给早期诊断造成困难。因而，绝经期妇女行宫颈刮片细胞学检查时，除在宫颈表面取材外，必须从颈管中刮取标本，从而提高宫颈癌的早期诊断率。

老年妇女息肉摘除后应常规送病理检查以排除癌变，如果息肉位于宫颈管深部不易暴露者，摘除时应同时行诊刮，将其根部残余息肉刮净。

（石一复　郭　敏）

第6章 宫颈息肉与不孕不育

宫颈息肉对孕育有影响，下文从不孕不育角度对此问题进行介绍。

宫颈外口、宫颈管和内口的位置随卵巢周期性变化而异。月经期整个宫颈管松弛，外口在卵泡期开大，排卵时开得最大，直径3mm，排卵后外口逐渐缩小，至绝经后直径为1mm。内口排卵后紧张度不断增加，内口缩小，宫颈管伸长，外口缩小，上述变化有利于排卵前期精子上行。

宫颈管黏膜有许多陷窝，组成宫颈腺体结构。陷窝的表面积在排卵前明显增加。

宫颈管上皮由无纤毛的分泌细胞和纤毛组成，可分泌黏液，月经期量较多。表面纤毛有向阴道摆动功能，能使黏液从分泌细胞表面流向阴道。

宫颈黏液的功能是在排卵或接近排卵时有利输送精子，其他时间则阻止精子上游。在雌激素作用下有利活动强的正常精子进入女性生殖道，也能储藏精子和使精子获能。

性交后1.5～3分钟即能在宫颈内口查到精子，10～30分钟即可在输卵管壶腹部找到精子。精子随黏液移行到宫颈管内黏液隐窝内，通常存活72小时，性交6～7天后仍有活精子，可缓慢长期释放，能有效地增加单次受精后的受孕概率。

宫颈解剖、生理、黏液性能等任何改变均可影响精子通过，干扰精子在女性生殖道内正常移行，从而降低生育力。所以宫颈息肉对孕育肯定有一定影响，可使宫颈管变性、狭窄，影响精子上行，感染，出血，黏液功能异常，也可产生黏稠液综合征（thick mucus syndrome，TMS），指宫颈黏液少，质差，不利于精子穿透，也可因宫颈免疫功能异常等而致宫颈性不孕。妊娠期有宫颈息肉引起的出血、感染、手术干预等也易致流产、早产等发生。

宫颈息肉多由于长期慢性炎症刺激，宫颈管黏膜增生而形成为主，通常宫颈息肉会阻碍部分精液进入宫腔，精子量减少必然会阻碍部分精液进入宫腔或阻碍部分精子的快速移行，精子数量减少必然会降低受孕率。并且，宫颈息肉的本质与慢性宫颈炎症及刺激有关，常会产生许多炎性分泌物，其中含有大量红细胞、白细胞和致病微生物（细菌、病毒或其他病原体）的这些分泌物可破坏阴道的生理环境和阴道微生态，可使精子活动力降低，生存时间缩短。

宫颈息肉也会导致宫颈口的黏液形成黏液栓子，更易阻碍精子进入宫腔，降低受孕概率。

宫颈息肉对已妊娠的子宫也易引起上行性感染，易致绒毛膜羊膜炎、胎膜早破、宫内感染、早产等发生。不孕期也易生长迅速，较非孕期可能为大，也易引起出血，使医患紧张，易误认为流产等，所以妊娠期有阴道出血也应轻柔地使用扩阴器及时检查宫颈并及早处理。

（石一复）

第7章 妊娠期合并宫颈息肉

一、妊娠时宫颈息肉的变化

宫颈息肉在妊娠时有3种变化：

1. 宫颈息肉内的间质细胞可转化为蜕膜细胞。这应与蜕膜息肉相区别，后者是早期妊娠子宫峡部内膜蜕膜组织局部生长突出到宫颈管，这种息肉全部为蜕膜组织，其中无柱形上皮及宫颈腺体。

2. 阿-斯现象，即腺体上皮细胞核大深染，甚至异型，呈跳跃式排列。

3. 微腺型增生过长，息肉内充满增生或新生小腺体，腔内充满黏液。

为适应胎儿生长发育及分娩需要，孕妇体内各系统发生一系列生理变化，如子宫变大、血流量增加、血供丰富、宫颈充血水肿，且妊娠期母体免疫系统受抑制，免疫力减退，促使宫颈管内原有或新生息肉在短期内快速增长、体积变大，较大息肉甚至脱出阴道口。

妊娠期宫颈息肉的组织病理类型与非孕期相同，偶尔也可发生纤维上皮息肉，一般发生于生育年龄，但偶尔也可见于儿童，约 25%患者为妊娠者，常无症状，或有性交后出血，息肉直径通常小于2cm。

胎盘息肉见于晚期流产或分娩后胎盘残留、粘连、植入等，常为息肉样组织碎片，由纤维蛋白样物质和成层的血块包围的蜕变绒毛所组成，代表局灶性粘连性胎盘，因退变坏死有时难以诊断。对于产后疑有胎盘残留而送检的刮宫标本，若病理所见仅为数个游离绒毛时，可能是胎盘娩出时所致，不应轻易诊断胎盘粘连或胎盘残留。此时应行描述性诊断。

此外，在罕见的情况下，可见到宫颈内膜有一种特殊的息肉，其间质中有神经胶质存在，称为神经胶质息肉。有的还有软骨组织。现认为这一般并非畸胎瘤性质，而是由胎儿的有关成分种植在宫颈内膜所致，患者常有2年内的流产史，有的切除后复发，但无转移发生。回顾文献，关于此类报道很少，特别是软骨的形成，在宫颈病变中很少被报道。

妊娠期宫颈息肉有单发或多发性。

二、妊娠时宫颈息肉的临床诊治

临床表现为阴道反复淋漓出血、分泌物增多有异味、外阴瘙痒，个别息肉因性生活、负重破损、脱落，导致阴道较多出血。因妊娠期宫颈息肉的临床表现多为单纯无痛性阴道出血且无其他伴随症状，因此孕早期孕妇阴道出血不能仅仅诊断为先兆流产或难免流产，需行妇科检查以明确诊断。

妇科检查对宫颈息肉的发现是一个重要手段。对于孕晚期阴道出血，在行超声检查除外胎盘因素出血后也需行阴道检查直视宫颈，明确出血来源。宫颈息肉多数在宫颈外口，肉眼即能辨认，炎性息肉多呈长扁圆形，表面光滑、色红，蒂部多来源于宫颈管或峡部，活动度一般较大，触之较易出血；妊娠合并宫颈息肉也有着色表现，呈暗紫色，若息肉有原位癌变，一般肉眼难以发现。

当然病史询问也十分重要和简单，可常遇有隐瞒性生活史者，在分析妊娠期合并子宫颈息肉的临床病例中约有50%的患者是因性生活后出现阴道出血，如滴血，不规则出血，较多出血，色泽鲜褐不一，以鲜红色为多见，也常以阴道流鲜红血、量多或反复出现而才到医院诊治。

仅有少数妊娠期宫颈息肉向子宫颈外口呈悬垂样生长，脱入阴道内，甚至个别在阴道口可见。

也有个别在宫颈管内，则有时难以发现，尤其是宫颈外口未见明显张开者。

妊娠期的子宫颈息肉可比非妊娠期生长速度快，因此妊娠期相应的激素水平高，是促使其易增大的主要原因。

在妊娠期发现宫颈息肉，建议完善宫颈细胞学及人乳头状瘤病毒的检查，用以评估息肉的潜在恶性风险，再个性化决定是否在妊娠期行宫颈息肉摘除术。个别或少数需行阴道镜观察，以排除其他异常，尤其需排除妊娠合并早期宫颈癌或宫颈癌前病变所致妊娠期阴道出血。

另如宫颈息肉合并感染，宫颈充血较严重，出血较多。在治疗过程中需取宫颈分泌物行实验室检查，待实验室结果回示后根据病原菌种类给予相应抗生素治疗。妊娠期间使用阿奇霉素、甲硝唑、克霉唑等是安全的。阴道冲洗可能致使阴道微生态失衡，孕期不推荐使用。

如息肉小，无阴道出血、感染的症状或怀疑为蜕膜息肉，妊娠期可以随访；但妊娠合并较大宫颈息肉、临床症状明显的患者，尤其阴道反复出血者，如不及时给予处理，易导致孕妇贫血、下生殖道感染、感染性流产、早产、胎儿窘迫、死胎等，严重者影响孕妇身心健康和胎儿安全，应予以积极治疗，充分准备后行息肉摘除术，术后将标本送病理检查以明确诊断。

关于妊娠期宫颈息肉摘除方法，早前推荐采用线圈套扎法，此法不牵拉宫颈，套扎后息肉血供被阻断，摘除息肉时只需轻轻提拉尾线即可，出血少，无须填塞纱布，因而减少了刺激，腹痛发生率低，不增加流产风险。也有研究认为，更为安全且有效的方式是用卵圆钳钳夹宫颈息肉蒂部，缓慢、温柔地旋转息肉直至其完全脱落。而早期曾尝试的线圈套扎法因需反复阴道操作，反而增加了感染机会，使得手术风险增加。研究证明，妊娠期行宫颈息肉摘除是安全的，并不增加流产、早产的风险，但考虑到孕妇及家属的种种顾虑需充分取得其知情同意。

1. 孕早期初次诊断时应常规做妇科检查以了解和观察宫颈状况，必要时做相关其他检查，切忌拒绝做妇科全面检查，医生对早期妊娠妇女的妇科检查及放置扩阴器等均会特别小心和注意，所以不必有顾忌，医护人员也应对妊娠妇女解释和说明，此举不是引起流产的原因。

2. 对于孕晚期阴道出血，在行超声检查除外胎盘因素出血后也需行阴道检查直视宫颈，明确出血来源。宫颈息肉多数在宫颈外口，肉眼即能辨认，炎性息肉多呈长扁圆形、表面光滑、色红，蒂部多来源于颈管或峡部，活动度一般较大，触之较易出血；妊娠合并宫颈息肉也有着色表现，呈暗紫色，若息肉有原位癌变，一般肉眼难以发现。

3. 病史询问也十分重要和简单，但常遇有隐瞒性生活史，在分析妊娠期合并宫颈息肉的临床病例中约有50%的患者是因性生活后出现阴道出血，如滴血，不规则出血，较多出血，色泽鲜褐不一，以鲜红色为多见，也常以阴道流鲜红血、量多或反复出血而才到医院诊治。

4. 仅个别或少数需行阴道镜观察，以排除其他异常，尤其需排除妊娠合并早期宫颈癌或宫颈癌前病变所致妊娠期阴道出血。

5. 凡切除物均全部送病理检查，具体由病理医师取材，必要时可与病理医师沟通联系，尽量准确诊断。

6. 最疑难的是宫颈管息肉，若部分已显露宫颈外口者也常通过扭转可予以摘除，就担心宫颈口仅见其顶端或尚在宫颈管内者，建议宜先行B超检查了解其大小、部位，尤其是基底部情况，有蒂且细小则也易处理，同样可扭转摘除，若为蒂粗无任何症状可定期观察，少量出血者也可采用止血、消炎药进行严密观察，若出血量多，则宜在宫腔镜下处理，但手术前医患必须进行充分沟通，说明有致流产可能。

7. 不论对妊娠期合并宫颈息肉如何处理，均应观察有无流产先兆，若确有流产征兆，则可予以非手术治疗。

三、妊娠期合并宫颈息肉漏诊、误诊、延误诊断

若宫颈息肉细小，又无任何临床症状，对整个妊娠也无不良影响，或妊娠早期未做妇科和扩阴器窥视宫颈等检查则会漏诊。但有一些患者当合并有妊娠

常见的阴道出血时，常被误诊为先兆流产（妊娠早期或妊娠中期时），仅以休息或滥用中西安胎药治疗，未能及时、正规地及时诊断，最简的和必须要做的是采用扩阴器检查宫颈则一目了然，能很快做出有无存在宫颈息肉的诊断。

妊娠早期初次诊断时因妊娠合并宫颈息肉误诊、漏诊和延误诊断的原因：①表现为无症状或症状不明显未重视；②病史询问遗漏；③各种阴道出血情况不一；④少数表现为肿物脱出，疑为其他疾病；⑤息肉比较小，肉眼不容易发现，需要经电子阴道镜检查以确诊；⑥个别可在宫颈管内膨胀生长，阴道超声盆腔检查时遗漏宫颈和宫颈管检查等因素所致。具体如下：

（1）常会有漏诊、误诊、延误诊断，若宫颈息肉细小，又无任何临床症状，对整个妊娠也无不良影响，则会漏诊。但有一些患者当合并有妊娠常见的阴道出血时，常被误诊为先兆流产（妊娠早期或妊娠中期时），仅以休息或滥用中西安胎药治疗，未能及时、正规地及时诊断，最简单的和必须要做的是采用扩阴器检查宫颈则一目了然，能很快做出有无存在宫颈息肉的诊断。临床表现为阴道反复淋漓出血、分泌物增多有异味、外阴瘙痒，个别息肉因性生活、负重、破损、脱落导致阴道较多出血。因妊娠期宫颈息肉的临床表现多为单纯无痛性阴道出血且无其他伴随症状，因此妊娠早期孕妇阴道出血不能仅仅诊断为先兆流产或难免流产，需行妇科检查以明确诊断。

（2）仔细询问病史也十分重要，妊娠前有无宫颈息肉史，是单发息肉或多发息肉，有无过去息肉摘除史，病理检查结果；妊娠早期或中期有无性生活史，性生活时体位；阴道出血情况，是性生活即时见血或性生活后即见出血或日后见阴道不规则点滴状出血或较多出血，或不规则出血，其分别量多少，可用沾污内裤或护垫多少，或占平时月经量多少比较以估计血量。也要注意血的色泽，新鲜血常鲜红，褐色常非即时出血，常见积在阴道内或已有一定时间流出所致。也要仔细询问和检查有无子宫收缩和腹痛，可常遇有隐瞒性生活史者。正如上述，在分析妊娠期合并宫颈息肉的临床病例中约有50%的患者是因性生活后出现阴道出血，如滴血，不规则出血，较多出血，色泽鲜褐不一，以鲜红色为多见，也常以阴道流鲜红血，量多或反复出现而才到医院诊治。

（3）仅有少数妊娠期宫颈息肉向宫颈外口呈悬垂样生长，脱入阴道内，甚至个别在阴道口可见，因不认识而误认为其他病变。

（4）也有个别患者的息肉在宫颈管内，有时难以发现，尤其是宫颈外口未见明显张开者。妊娠期的子宫颈息肉可比非妊娠期生长速度快，因妊娠期相应的激素水平较高，促使息肉易增大，然后逐步增大而脱出和出现症状。

（5）重视宫颈息肉的肉眼大体所见，了解和学习宫颈息肉样病变的知识，便于诊断和鉴别诊断，防止漏诊、误诊、延误诊断。

（舒淑娟　石一复）

第8章 子宫体和子宫内膜的基础知识

第一节　子宫体的胚胎学、解剖学和组织学

一、子宫体的胚胎学

人胚第6周时，无论男性或女性都形成一对中肾管和一对中肾旁管，又称为米勒管。在中肾退化时，中肾管保留并演变成男性的生殖管道。中肾旁管（又称为副中肾管或米勒管）发生于中肾。当生殖腺分化为卵巢，因无雄激素与中肾旁管激素的作用，故中肾管退化，中肾旁管发育。中肾旁管上段和中段演化为输卵管，其起始部以喇叭形开口于体腔形成输卵管的漏斗部；中肾旁管下段左右合并，其间隔膜消失，融合为子宫和阴道的一部分。

在胎儿时子宫颈比子宫体大得多，儿童期子宫颈的大小仍是子宫体的2倍，到青春期子宫体增大，子宫的上皮与腺体起源于中肾旁管的上皮，其周围的结缔组织与肌组织来自周围的间充质。

二、子宫体的解剖学

子宫体（uterus）是女性重要的内生殖器官，为一壁厚腔小、具有伸展功能的纤维肌性中空器官，是孕育胚胎、胎儿和产生月经的器官，其解剖形状、大小、位置及结构随年龄的不同而异，并由于月经周期和妊娠的影响而发生改变。

成人子宫体是子宫最宽大的上2/3部分，呈倒置的梨形，上宽下窄，有前后两面及左右两侧缘，前面稍凸出，后面扁平，上端（称为子宫底部）钝圆、隆突，游离，与回盲襻和乙状结肠相接触，下端（称为子宫峡部）缩细与子宫颈相连，两侧缘与子宫阔韧带相连。子宫体与子宫颈的比例因年龄而异，婴儿期为1∶2，生育期为2∶1，老年期为1∶1。其中，子宫底部两侧及子宫角是两侧输卵管入口处，此处肌层较薄弱，是探查宫腔或刮宫易致子宫穿孔处。

子宫体内为倒三角形的子宫腔（uterine cavity），呈一上宽下窄的三角形裂隙，平均容量约为5ml。据资料统计，生育1～5次的妇女中，各胎次的妇女，非哺乳者宫腔长度较哺乳者略长，而且生育胎次越多，其宫腔长度越长，故其容量也增加。

子宫体腔底的两侧角各有一口，即输卵管子宫口，与输卵管相通。子宫体腔面光滑，可分为子宫底前壁、后壁和侧壁，其内衬以子宫内膜，故也称子宫内膜腔，受卵巢激素的影响而呈周期性的改变。

子宫体腔的形态、大小可随年龄、生育及周期性激素的变化而变化。子宫体腔下段为子宫峡部的内腔，称为子宫峡管，为漏斗形短管，此段肌层多为环状及网状肌纤维，易受异物激惹而收缩，使子宫颈被动扩张。其上口称为峡管内口，在解剖学上较狭窄，又称为解剖学内口（anatomical internal os），亦即子宫颈管内口。下口称为峡管外口，为子宫内膜转变为子宫颈内膜的部位，即子宫组织学内口。此处最狭细，平均直径为0.38cm（0.2～0.7cm）。

三、子宫体的组织学

子宫体与其他空腔器官相似，其壁由外层浆膜层、中层肌层和内层内膜层构成。

浆膜层为覆盖子宫体的盆腔脏腹膜，是子宫体的最外层，与肌层连接紧密，不易分离，但在子宫体前壁子宫峡部处，浆膜层与肌层附着较松弛，容易剥离。肌层为子宫体壁最厚的一层，由大量平滑肌组织、少量弹力纤维与胶原纤维及结缔组织组成。非妊娠时肌层厚约0.8cm。内膜层与肌层直接接触，其间没有内膜下层组织，是月经产生和胚胎着床的基础和早期胚胎的营养地。子宫体内膜较光滑，为粉红色的黏膜组织。从青春期开始，子宫体内膜受卵巢激素的影响，其表面的2/3能发生周期性变化，称为功能层；靠近子宫肌层的其余1/3对卵巢激素不敏感，无周期性变化，称为基底层。

子宫内膜组织不同于身体其他组织之处在于其结构和功能可呈规律性的变化，其特点有：①具有明显的年龄性变化。②对于内分泌特别是卵巢的性激素有特殊的敏感性，子宫内膜组织的形态学在某种程度上可以反映卵巢的功能状态。③具有周期性变化，生育期妇女子宫内膜病理组织学诊断必须紧密结合临床上取材时间，是在月经周期的哪一天取材，否则有可能把生理改变误认为是病理变化，反之亦然。④具有很强的再生能力，内膜组织周期性脱落，很快再生修复。内膜组织在子宫内膜以外的部位，也很容易生长，如剖宫产缝合腹膜时，小片内膜组织在腹膜生长，形成一个新的疾病即子宫内膜异位症。

（黄凌霄　石一复）

第二节　子宫体内膜的生理和病理变化

一、子宫体内膜的年龄性变化

1. 胚胎期子宫内膜　妊娠第10周时女性生殖道由双侧米勒管融合而形成输卵管、子宫及阴道上部，其表面被覆单层立方上皮，以后变成柱状或假复层上皮。妊娠20周时子宫内膜层的分化完成，可见子宫腺体形成；妊娠22周时少许内膜腺体受雌激素刺激，被覆上皮呈柱状；妊娠32周时子宫内膜腺上皮细胞呈高柱状，一些腺体将出现分泌功能，子宫内膜达到一定的成熟阶段，开始对黄体酮起反应。腺体的弯曲度增加。

2. 出生时　新生女婴的子宫内膜68%为增殖期，27%为分泌期，5%有前蜕膜改变或月经脱落的早期改变。

3. 青春前期子宫内膜　出生后激素撤退，有些女婴可以有内膜的脱落而发生阴道出血。出生后14天左右子宫内膜萎缩退化，厚度约为0.4mm，表面上皮变低，呈立方形，腺体呈管状，数目少，分散在疏松的梭形间质细胞间，间质血管少，反映了产后雌、孕激素水平下降，这种内膜的静止状态可持续到发育前。

4.儿童开始发育　卵巢中雌激素促使内膜的腺体及间质生长，在月经初期后的数月往往是无排卵的出血，以后逐渐建立起正常的排卵周期。

5. 青春期、性成熟期子宫内膜　子宫内膜受卵巢雌激素和孕激素的影响而发生周期性变化，出现增生、分泌的变化，在月经来潮前子宫内膜崩解、脱落，月经来潮。据其组织学变化将其分为增生期内膜、分泌期内膜和月经期内膜（详见子宫内膜的周期性变化）。

6. 妊娠期子宫内膜（又称为蜕膜）形态学变化

（1）致密层：腺体较少，且分散常呈裂隙状，有时腔扩张，内衬立方或扁平上皮。随着妊娠月份的增加，腺体逐渐消失，而后成为血窦。间质蜕膜样细胞继续增大，逐渐变成蜕膜细胞；细胞呈多边形，相互嵌紧呈砖砌状排列，胞质丰富，其中RNA、糖原及各种酶活力都有增加；核卵圆形并居中央，染色略呈淡蓝色，核仁大而明显。

（2）海绵层：质软，组织疏松呈海绵状。镜下见到腺体扩大、弯曲，分泌旺盛，腺上皮胞质丰富，腔缘模糊有胞质溢出现象，腺腔内有分泌物。妊娠期的内膜变化称为内膜腺体阿-斯现象或阿-斯反应。

（3）基底层：对激素不敏感，有些腺上皮表现出轻度分泌现象。在孕卵种植内膜17天左右生长达最高峰，厚约1cm。随着孕卵的生长发育，腺体消失，致密层和海绵层分界不清，都由肥大的蜕膜细胞组成，伴有丰富的血管。

妊娠4个月后，包蜕膜与真蜕膜互相融合。到足月妊娠时，蜕膜较早期为薄，致密层与海绵层分界不清，都由肥大的蜕膜细胞组成，伴有很丰富的血管。

只能确诊为妊娠，而不能肯定为宫内妊娠：刮出物中仅见蜕膜组织，阿-斯反应的腺体经仔细寻找未见绒毛或滋养叶细胞，不能除外异位妊娠的可能。诊断宫内妊娠必须见到绒毛，一般在凝血块中容易找到绒毛结构，早期绒毛表面仅被覆单层滋养叶细胞。

临床应用孕激素类药物，包括服用避孕药后内膜的改变时有典型的蜕膜样反应的组织象，在这种情况下必须要结合临床情况做出诊断。对于服用大量孕酮类药物治疗子宫出血的患者，其排出物或刮出物常呈极好的蜕膜样反应。在诊断时要结合病史，了解所有药物的剂量及时间，不可轻易诊断为妊娠蜕膜组织。

7. 绝经期子宫内膜　更年期的卵巢功能趋于衰退，月经周期不规则，子宫内膜腺体仍可出现不规则增生，内膜局限性老化，对雌激素或孕激素反应不正常，腺体的宽度及其上皮高度和成熟度可有显著差异。子宫腺可出现不规则增生，有些腺体呈囊性扩张。绝经期后，卵巢功能衰退，激素分泌停止，子宫内膜萎缩，变得很薄，残留稀少的腺体，结缔组织相对增多，间质纤维化日益明显。在绝经期，由于雌激素的异常分泌或用雌激素治疗引起子宫内膜增生，均应视为病理状态。

8. 绝经后子宫内膜　绝经后卵巢功能衰退，两种激素分泌低下，内膜萎缩。萎缩状态可以有两种形态。①单纯性萎缩：发生在末次月经是以排卵规则的月经结束的妇女。②囊性萎缩：发生在最后一次月经或数个周期不排卵的妇女，形态学表现为内膜菲薄，腺腔大小不等，有的扩张呈囊状，间质致密。它与单纯性萎缩的形态学差别是腺腔的直径不同。囊性萎缩常见，占76%，而单纯性萎缩只占7.8%。

了解上述内膜变化，有助于子宫内膜息肉的诊治。

二、子宫内膜的周期性变化

卵巢周期中，卵巢分泌的雌、孕激素作用于子宫内膜及其他生殖器官，使其发生支持生殖的周期性变化。尤以子宫内膜的周期性变化最显著。子宫内膜分基底层和功能层。基底层靠近子宫肌层，不受卵巢激素周期性变化的影响，在月经期不发生脱落；功能层由基底层再生而来，受卵巢性激素的影响出现周期性变化，若未受孕，功能层则坏死脱落，形成月经。正常1个月经周期以28天为例，其组织形态的周期性变化如下。

1. 增殖期（第5～14天/28天周期）　相当于卵泡发育成熟阶段。子宫内膜息肉超声检查在增殖期为宜。

(1) 增殖期早期（第5～7天/28天周期）：内膜增殖与修复在月经期即已开始。此期内膜薄，厚度为1～2mm，一般小于5mm。

(2) 增殖期中期（第8～10天/28天周期）：在雌激素的影响下，内膜增厚、水肿。

(3) 增殖期晚期（第11～14天/28天周期）：此期内膜进一步增厚至3～5mm，可达7～8mm，表面高低不平，略呈波浪形。

2. 分泌期（第15～28天/28天周期）　相当于黄体期。

(1) 分泌期早期（第15～19天/28天周期）：内膜继续增厚。

(2) 分泌期中期（第20～23天/28天周期）：内膜增厚较前更厚。

(3) 分泌期晚期（第24～28天/28天周期）：内膜增厚、水肿，厚度可达7～10mm。

3. 月经期（第1～4天/28天周期）　排卵后若未受孕，黄体于26～28天明显退化，雌、孕激素下降，腺体衰退，螺旋小动脉节律性收缩与舒张，继而逐渐加强使血管痉挛性收缩、退变、扩张、节段性收缩。内膜组织缺血、坏死、崩解、脱落，月经来潮。月经第1～4天是子宫内膜海绵状功能层从基底层崩解脱落的时期。这是孕酮和雌激素撤退的最后结果。

4. 再生期（第5～7天/28天周期）　月经来潮而内膜脱落后，脱落面逐渐由表面上皮所覆盖，月经血止。这种脱落及修复常同时进行，修复可能来自海绵体的下半部，也可能来自基底层。再生过程一般为2～3天，即月经的第5～7天。

三、子宫体内膜的生理

1. 月经及月经周期。
2. 子宫体的生殖功能。
3. 子宫体的内分泌功能。

四、子宫体内膜的病理－月经周期紊乱的子宫内膜病理

如无功能内膜，对雌激素和孕激素反应异常（反应差或不足，不同步），各类月经失调与内膜变化的关系（各种月经异常和病变），子宫内膜息肉，各种子宫和（或）子宫内膜的肿瘤（癌、肉瘤、胎盘部位滋养细胞肿瘤），瘤样病变，子宫内膜的医源性变化（药物、手术、宫内节育器）等，许多可有息肉样形成，未作病理诊断前易致误诊。

（周　凌　石一复）

第 9 章 子宫内膜息肉基础研究

子宫内膜息肉的病因和发病机制至今仍不明确。目前对子宫内膜息肉的研究大多局限在治疗，而对其发病机制尚缺乏深入研究。近年研究表明，子宫内膜息肉的发生可能涉及 ER、PR表达失衡，长期持续高水平雌激素刺激，细胞凋亡与增殖异常，基因突变，局部内膜组织受炎症刺激，子宫内膜细胞氧化应激作用等多方面因素。

一、子宫内膜息肉中 ER、PR 的表达

有学者认为，由于子宫内膜息肉组织中的雌、孕激素受体与周围正常内膜分布不同，息肉组织中孕激素受体水平偏低，而使孕激素不能拮抗雌激素增殖效用，不能将子宫内膜增殖期状态转化为分泌期，而局部内膜组织长期受雌激素的刺激增生过度，进而形成子宫内膜息肉。雌激素和孕激素通过与ER和PR结合起作用。ER和PR广泛分布在子宫内膜、子宫肌层、阴道上皮及输卵管等组织中，其中子宫内膜中的表达最多。ER和雌激素结合后变构并形成二聚体，继而在细胞核内与靶基因调节区的雌激素反应元件结合，或者与 Ap1、Sp1 等转录因子相互作用，调节靶基因转录和复制，从而刺激靶器官细胞增殖和分化。由于子宫内膜ER、PR表达存在差异，使子宫内膜不同部位的性激素受体表达不平衡，以及子宫内膜对雌激素、孕激素反应不一致，导致子宫内膜各个部位增生不平衡，ER表达较高的子宫内膜可在雌激素刺激下过度增生。长期持续高水平雌激素作用于子宫内膜，可导致子宫内膜过度增生和血管增殖，甚至癌变。孕激素则在雌激素作用的基础上发挥效应，孕激素与PR结合后使PR发生构象变化，从而限制内膜的增殖，使增殖期子宫内膜转为分泌期，促进子宫内膜的周期性脱落。

Mittal等研究发现，ER、PR在子宫内膜息肉腺上皮与正常周期内膜腺上皮中的表达无显著差异，但子宫内膜息肉间质细胞中ER、PR表达水平较正常周期内膜为低，且PR密度降低更显著，从而推测内膜间质细胞中ER、PR的表达水

平降低使子宫内膜细胞对激素周期变化的敏感性下降，子宫内膜不能随周期改变、脱落，并非细胞增殖活性增强所致。

谌小卫等研究发现，ER、PR在息肉组织及息肉旁内膜中的表达不一致，无论增生期还是分泌期，子宫内膜息肉腺体中ER的阳性表达程度均高于息肉旁内膜，而分泌期息肉腺体中PR的阳性表达程度低于息肉旁内膜，由此推测，绝经前子宫内膜息肉腺体中 ER处于高表达状态，而分泌期息肉腺体中PR的表达处于低水平、相对缺乏的状态，使孕酮抑制组织增殖作用明显减弱，局部组织相对接受了高水平雌激素的持续刺激而呈显著增殖状态，导致组织的异常增生而形成息肉。

Antunes等对比分析ER与PR表达在绝经后子宫内膜息肉和良恶性病变中的差异表达发现，良性子宫内膜息肉间质ER的表达较恶变组或癌前病变组高，且差异有显著性，PR表达在两组间无差异性。子宫息肉间质中ER和PR表达均阴性者恶变风险明显增加。因此，推论ER低表达与子宫内膜息肉恶变有关，而PR表达与子宫内膜息肉恶变无相关性。

Sato等通过1例由子宫内膜息肉恶变为子宫内膜间质肉瘤的免疫组化研究发现，子宫内膜息肉和低度恶性子宫内膜间质肉瘤中ER、PR和CD10呈阳性表达，而高度子宫内膜间质肉瘤CD10呈局灶性弱阳性，ER和PR无表达，Ki-67和P53表达率≥95%，因此推论免疫组化分析有助于子宫内膜间质肉瘤从低度向高度恶性转化过程的精准判断。

二、子宫内膜息肉与细胞增殖凋亡失衡

凋亡缺陷假说在多个研究中被明确认为参与了子宫内膜息肉的发生。Bcl-2属于原癌基因，具有抑制细胞凋亡的作用。在分泌晚期，间质及腺上皮水平的Bcl-2的表达增多可以阻止子宫内膜基底层的脱落。国内外有学者研究发现，子宫内膜息肉组Bcl-2阳性率明显高于正常子宫内膜及子宫内膜息肉旁组，认为子宫内膜局部 Bcl-2高表达导致子宫内膜凋亡抑制程序出现障碍，凋亡减少而形成局部子宫内膜隆起性病变。Pinheiro等研究发现在绝经前后女性中，肥胖组的子宫内膜息肉组织中Bcl-2在腺上皮表达高于非肥胖组，认为肥胖是子宫内膜息肉组织中Bcl-2高表达的影响因素之一。而Trocon等研究绝经后子宫内膜息肉患者发现，在有症状和无症状的子宫内膜息肉患者组织中，Bcl-2表达无统计学意义。

P63是抑癌基因P53的同源基因，可以通过抑制细胞凋亡，在肿瘤细胞发生和增殖中发挥重要作用。目前国内外已有报道在子宫内膜息肉组织中P63表达率高于正常子宫内膜组织，推测P63异常高表达，可能通过破坏细胞正常增

殖、凋亡平衡诱发子宫内膜息肉形成。P16为抑癌基因，其基因突变可引起 P16蛋白表达异常，使细胞增殖和分化受到影响，最终促进细胞恶性进展。Stewart等研究发现，P16在子宫内膜息肉间质表达是子宫内膜息肉特征性的免疫组化标志，有助于息肉样和非息肉样黏膜的鉴别，尤其是小的破碎活检标本子宫内膜息肉的诊断，但是子宫内膜间质P16表达在正常内膜上也有局灶性染色，所以P16并非子宫内膜息肉特有的特异性表现。

Survivin是较强的肿瘤凋亡抑制因子之一，在许多癌组织中高表达，可诱导细胞凋亡。有研究显示该蛋白通过抑制内膜腺细胞的凋亡机制、促进其异常增殖导致子宫内膜息肉发生。Gokmen等研究发现Survivin蛋白在单纯子宫内膜息肉中表达最高，在他莫昔芬相关性子宫内膜息肉中较低，提示两者可能存在不同的发病机制，他莫昔芬可能对凋亡有直接或间接的作用。

Ki-67是一种与细胞增殖相关的核抗原，与增殖细胞的增殖周期有关，在多种肿瘤中它的表达和凋亡呈负相关。由于 Ki-67仅表达于增生期细胞，在静止的细胞中不表达，所以Ki-67指数可以准确地反映正常细胞的增殖情况，并能够较客观地完全反映肿瘤细胞的增生活性。Ki-67在子宫、卵巢、乳腺等几乎全身各部位肿瘤的增殖细胞中均有表达，且其阳性表达率及表达强度在良性、交界性、恶性肿瘤的表达中呈逐渐升高趋势。有研究显示，增生期子宫内膜息肉腺体中 Ki-67的阳性表达程度明显高于息肉旁内膜腺体。由于Ki- 67可客观反映细胞增殖状况，其表达增强是细胞增殖活性增加的可靠标记，所以提示子宫内膜息肉是一种细胞增殖性疾病，表明子宫内膜息肉的发生与细胞过度增殖有关。因此，Ki-67的高表达对子宫内膜息肉的发生具有一定的预测作用，但Ki-67是否可以作为子宫内膜息肉复发及癌变的分子学指标还有待于进一步的研究。

PTEN通过FAK、PIP3、MAPK等多种途径在抑制细胞增殖、介导凋亡及肿瘤细胞扩散等方面发挥重要作用。近年来研究发现，PTEN表达降低或缺失参与多种肿瘤的发生发展，如在结直肠癌、卵巢癌、子宫内膜癌等多种恶性肿瘤中的表达均降低。有研究发现，PTEN在子宫内膜息肉组织中的表达与正常子宫内膜相比，呈表达缺失或降低趋势，故认为PTEN参与的细胞增殖、凋亡失衡在子宫内膜息肉的发生发展及恶变机制中起着十分重要的作用。近来有学者报道，通过对绝经后子宫内膜息肉、合并良性子宫内膜息肉的子宫内膜样腺癌、伴有局灶癌变的子宫内膜息肉和萎缩性子宫内膜、绝经前良性子宫内膜息肉组织免疫组化分析，发现PTEN在绝经后良性子宫内膜息肉组织的表达较萎缩性子宫内膜、绝经前良性子宫内膜息肉和子宫内膜癌中的高，推论无症状性绝经后子宫内膜息肉由于存在高度的肿瘤抑制作用，故癌变风险低。

三、子宫内膜息肉与酶的异常表达

目前子宫内膜息肉中异常分布的酶研究较多的有环氧合酶 2（COX-2）、芳香化酶P450（P450arom）、基质金属蛋白酶2（MMP-2）、MMP-9等。芳香化酶P450arom是细胞色素的一种，是*CYP19*基因编码的产物，定位在15q21.2，*CYP19*基因的表达具有组织特异性，在不同组织转录形成不同的产物。芳香化酶在组织局部将雄激素前体转化为雌激素的调节上起关键作用，主要通过两个途径来进行：首先，芳香化酶促进C19甾体（睾酮和雄烯二酮）转化为雌激素，引起局部雌激素浓度升高；其次，芳香化酶促进局部内膜中COX-2的生成，COX-2可促进局部病变内膜中前列腺素E2（PGE2）的生成，PGE2进一步促进芳香化酶和雌二醇的大量生成，即在局部形成PGE2-芳香化酶-雌激素之间的正反馈循环。隋龙等研究P450arom蛋白在子宫内膜息肉与息肉周围内膜的表达差异，发现子宫内膜息肉与正常子宫内膜比较明显升高，差异有统计学意义（$P<0.05$）；息肉周围内膜与正常内膜无明显差异。

COX-2 是炎症过程中的一个重要诱导酶，具有催化花生四烯酸转化成前列腺素、调节多种炎症介质表达等重要作用。有研究提出，COX-2的表达水平随着月经周期中雌孕激素的水平变化而变化，雌激素促进其表达，孕激素则起抑制作用。Maia 等研究发现，与正常子宫内膜（17%）相比，64%的子宫内膜息肉及其邻近子宫内膜表达芳香化酶，且与月经周期无关，这意味着芳香化酶可能通过促进雌激素合成导致局部内膜增生，在子宫内膜息肉发病机制中起一定作用。其后来的研究表明子宫内膜息肉及其周围子宫内膜组织中芳香化酶与COX-2 mRNA表达水平呈正相关，证实了子宫内膜息肉及其周围子宫内膜中可能存在COX2、PGE2、芳香化酶和雌激素的正性反馈环的假设，局部高雌激素状态促使子宫内膜增生，从而形成息肉。但Tokyol等研究发现无论是在子宫内膜息肉组还是在对照组，COX-2的数量和密度在整个月经周期中没有差异性表达，认为其与子宫内膜息肉的发生发展无关。

Erdemoglu等研究发现，子宫内膜息肉间质中COX-2、MMP-2 和MMP-9在绝经前组的表达明显高于绝经后组，在腺上皮中的表达则没有明显不同，由此认为这种表达差异性归因于其绝经状况不同，绝经前后子宫内膜息肉发病可能有共同的机制，COX-2可能参与了子宫内膜息肉的发生发展。

四、子宫内膜息肉与细胞因子的异常表达

子宫不仅是性激素的靶器官，还是重要的内分泌器官，能表达胰岛素生长

因子（IGF）、表皮生长因子（EGF）、血管内皮生长因子（VEGF）和转化生长因子（TGF）等，目前研究发现这些因子通过自分泌和（或）旁分泌机制作用于子宫内膜，介导和调节类固醇激素对内膜增殖和分化的作用，可能参与EP的发生发展。

血管再生对于子宫内膜的修复和增殖非常重要，新生血管的形成受各种激素及相关因子的调控，其中VEGF在新生血管的组织中呈高表达，Xuebing等通过免疫组化研究发现息肉组织中腺体细胞VEGF的表达高于周边内膜（包括增殖期和分泌期），间质细胞VEGF的表达仅在增殖期高于周边内膜细胞，差异有统计学意义。另有报道称，雌激素通过调节 VEGF 的表达而促进血管形成。由此认为，VEGF的表达增加可能是子宫内膜息肉发病的重要环节之一。TGF-β是一个具有双重作用的细胞因子，一方面抑制大多数细胞的增殖，另一方面促进上皮细胞向间叶细胞转换且具有免疫抑制作用。人TGF-β1、TGF-β2和TGF-β3的基因分别定位于染色体19q3、1q41和14q24，均含有7个外显子，核苷酸序列有高度同源性，所编码的前体分子C端有9个保守的Cys。有研究表明子宫息肉组织腺细胞TGF-β1的表达较增殖期内膜腺体增高，间质细胞TGF-β1的表达较增殖期和分泌期内膜均增加，通过与周围正常内膜组织相比，息肉组织中TGF-β1表达明显增加，考虑其参与了息肉的发生发展。且VEGF和TGF-β1与甾体激素受体间的表达具有相关性。

Mylonas等对比正常子宫不同时期内膜中、子宫内膜息肉组织中及应用他莫昔芬的子宫内膜息肉组织中抑制素INH-α、INH-βA、INH-βB的表达发现，子宫内膜组织中INH亚单位的表达强度与增殖期子宫内膜表达相似，反映了息肉组织停留在增生状态而非分泌状态，推断INH可能与子宫内膜息肉有关。同时对比正常绝经前内膜组织、增生内膜组织、子宫内膜息肉组织及腺癌内膜组织上白血病抑制因子（LIF）的表达情况，发现子宫内膜息肉组织中LIF表达最强，子宫内膜腺癌中表达最低，认为LIF可能参与了子宫内膜息肉的发生发展，并可作为细胞转化的标志物。

IGF-1为多肽类生长因子，可以促进细胞增殖、抑制细胞凋亡，Strissel等研究发现子宫内膜息肉等子宫内膜良性疾病组织IGF-1表达增强，且服用他莫昔芬患者子宫内膜组织中IGF-1表达更强，说明雌激素样作用可促进IGF-1的表达，IGF-1可能与子宫内膜息肉的发病机制相关。另有研究发现，IGF-1的周期性变化对子宫内膜周期性变化起重要作用，雌激素增加子宫内膜腺上皮和间质中IGF-1的表达，引起子宫内膜增生。另有研究表明，IGF-1基因多态性与子宫内膜息肉发病相关，IGF结合蛋白IGFBP3 rs 2854746对子宫内膜息肉的发生起抑制作用。

表皮生长因子（EGF）通过与其受体结合激活酪氨酸激酶，诱导滋养层细胞的增殖与分化，而EGF表达失控则与细胞的过度增殖和癌变有关，关于其是否与EP的发生有关，尚需进一步探讨。

五、子宫内膜息肉与细胞遗传学

研究发现子宫内膜息肉的发生与染色体重组有关，已报道的子宫内膜息肉细胞遗传学畸变主要为6p21、12q15和7q22的重排及（6；20）（p21;q13）易位等，主要涉及高迁移率蛋白*HMGI-C*和*HMGI-Y*基因的扩增与重排。

ALDH1基因位于9号染色体，由10.6×10^4个碱基所构成，包含13个外显子，能够编码500多个氨基酸，在N端是蛋氨酸，具有2 个激活位点，分别为谷氨酸和半胱氨酸，基因的启动区包含2个盒，分别为ATA盒和CCAAT盒，位于转录起始部位上游的32bp和74bp处。ALDH1有重要的作用，与干细胞的生长与分化密切相关。ALDH1参与人体上皮干细胞的自我更新、分化和自我保护，与子宫内膜疾病的发生发展有很大的关系，可作为子宫内膜病变治疗的特异性靶点。

Takkeda等通过对子宫内膜息肉组织和外周血淋巴细胞全外显子的基因测序，发现45.7%的子宫内膜息肉患者的腺体和间质均存在RAS基因突变，较非子宫内膜息肉组明显增加，故推测RAS基因突变在多发性子宫内膜息肉的发生发展上可能起重要作用。

六、选择性雌激素受体调节剂（SERM）与子宫内膜息肉

子宫内膜息肉的生成与选择性ER调节剂（他莫昔芬）的使用密切相关，原因可能在于开始接受选择性ER调节剂时，通过对雌激素受体α和β失衡的雌激素效应来影响息肉的形成，而随着治疗的持续，开始逐渐通过不依赖雌激素的方式，包括血管生成及非雌激素相关的凋亡阻滞、细胞增殖等方式影响着息肉的发生。目前对于他莫昔芬使用多久可以产生息肉仍不明朗，也很少有文献关注其他种类的SERM对息肉生长的影响。李娟清等回顾性分析了2006年6月至2018年1月在浙江大学医学院附属妇产科医院因乳腺癌术后发生子宫内膜病变而住院治疗的212例患者，发现170例患者为乳腺癌术后正在接受内分泌治疗或停止内分泌治疗＜6个月，42例患者为乳腺癌术后接受内分泌治疗或停止内分泌治疗≥6个月。乳腺癌术后接受选择性ER调节剂治疗发生子宫内膜息肉的发病时间为（33±23）个月；176例患者为子宫内膜息肉，其中165例患者选择了保留子宫的手术治疗，子宫内膜息肉患者术后21.2%（35/165）患者再次发生子宫内膜病变，7.3%（12/165）患者接受二次手术治疗；术后接

受选择性ER调节剂治疗的患者子宫内膜病变复发率高达26.2%（11/42），二次手术率为14.3%（6/42）。故认为选择性ER调节剂治疗增加了子宫内膜病变的术后复发率及二次手术率。

七、子宫内膜息肉与炎症

以往多认为子宫内膜息肉是炎症性疾病，由子宫内膜在长期持续的机械刺激和生物致炎因子作用下反应性增生而成。子宫内膜息肉为伴厚壁血管形成的局部子宫内膜异常增生，子宫内膜炎患者子宫内膜息肉发生率升高，提示血管形成相关因子及促炎症反应介质可能参与其发生。环氧合酶（COX）是炎症介质前列腺素合成的限速酶，其中COX-2可在多种炎性细胞因子、生长因子、致癌物质等诱导下，参与炎症反应、细胞增殖分化、血管形成等过程，与结直肠息肉、胃黏膜息肉的发生及肿瘤生长侵袭相关。COX-2、MMP-2及MMP-9均可受雌激素调节而参与细胞增殖及血管形成。Cicinelli等通过对比经宫腔镜确诊子宫内膜息肉和非子宫内膜息肉患者发现，合并子宫内膜慢性炎症者子宫内膜息肉发生率高，CD138阳性的子宫内膜息肉者较CD138阴性者更易合并慢性子宫内膜炎。

已知的促炎症因子NF-κB是子宫内膜病理学的转录相关因子，具有促进有丝分裂和抗细胞凋亡的作用。部分子宫内膜息肉中肥大细胞大量表达NF-κB，局部存在炎症刺激、组织增生而引起息肉形成。Bozkurt等通过免疫组化法研究发现，与对照组相比，子宫内膜息肉组中NF-κB1和NF-κBp65的表达活性明显升高。将EP切除后组织中NF-κB1和NF-κBp65 的表达显著降低，表明NF-κB可能在促进EP的发生发展中起关键作用。

Yali等通过对照子宫内膜息肉患者和无子宫内膜息肉患者外周血$CD4^+$T细胞表达细胞因子的区别，分析炎症相关因子在子宫内膜息肉发生和复发过程中的作用，结果发现在术前和术后12个月，$CD4^+$T细胞在受刺激前，细胞因子两组中均不可测，但经刺激后，结果发现子宫内膜息肉患者IFN-γ和IL-17较对照组明显增高，而TGF-β在子宫内膜息肉组中的表达则显著降低。RORC（由Th1分泌）表达较无子宫内膜息肉者明显增高，且在其后随访过程中，复发患者中的RORC较未复发者表达明显增高，FOXP3在复发患者中表达明显降低，提示子宫内膜息肉的发生和复发可能与$CD4^+$T细胞的平衡失调有关。

正常人的子宫腔内并非无菌，各种细菌在数量上维持平衡，但若菌群失衡则可能表现为生殖道炎症，是否与EP相关少有报道。Fang等通过测定子宫内膜息肉患者与健康者宫腔内微生物种类及异黄酮含量发现，EP患者宫腔内乳酸杆菌、双歧杆菌、加德纳菌、链球菌、异黄酮含量较正常患者高，而假单胞菌和肠杆菌含量相对较低，认为宫腔菌群失调可能是EP形成的重要促进因素之一。人乳头状瘤病毒（HPV）被证实与宫颈癌密切相关，但在EP中研究甚少。也有学者通过研究发现，部分患者存在HPV 感染，认为HPV也可能是子宫内膜息肉形成的一个潜在致病因子。

八、子宫内膜息肉与氧化应激

活性氧是细胞内反应物，并可连续生产保护细胞且不被化学破坏的物质，可减少细胞废物的产生。氧化应激可使脂质过氧化和DNA氧化性损伤，从而导致细胞内信号转导调节异常。目前部分学者研究认为，性激素的周期性变化和氧化应激之间存在关联性。Gomez等在研究中发现，氧化应激标志物如丙二醛和过氧化氢酶具有增加脂质过氧化和促进子宫内膜病变发生发展的作用。也有研究发现，在子宫内膜息肉组中过氧化氢酶、黄嘌呤氧化酶和丙二醛水平高于对照组。Nayki等通过抗氧化酶活性检测发现，子宫内膜息肉组和正常对照组中总抗氧化态和总氧化态水平表达无统计学差异，但是在子宫内膜息肉组、萎缩内膜组和肌瘤组总抗氧化态及总氧化态水平表达呈中强度相关。因此，考虑子宫内膜息肉的发生可能是子宫内膜局部组织受氧化因子作用而发生的病理性改变。

九、子宫内膜息肉与子宫内膜容受性

子宫内膜位于子宫内表面，分为致密层、海绵层和基底层，致密层和海绵层合称为功能层。从月经初潮到绝经，功能层受性激素影响发生周期性变化，分为增殖期、分泌期和月经期。子宫内膜容受性是指子宫内膜接受受精卵着床，并且发育成胚胎的能力。受精卵最佳种植窗为排卵后6～10天。现代辅助生殖技术通过控制性超促排卵能获得多个胚胎，并从中挑选优质胚胎移植，但每次胚胎移植的妊娠率仍然较低，文献报道为19%～ 39%，子宫内膜容受性受损被认为是导致胚胎着床失败的主要原因之一。子宫内膜在种植窗期发生一系列形态学、分子生物学、蛋白质组学及基因组学的变化，有许多指标可用于评估子宫内膜的容受性，但临床上仍缺乏公认的可靠评判标准。

*HOX*基因家族共包含39个*HOX*基因，其编码的蛋白作为转录因子在胚胎发育和女性生殖系统的正常发育中都起到了重要作用，还对月经周期中子宫内膜功能层的演变和子宫内膜容受性起到重要作用，*HOXA10*和*HOXA11*尤为关键。两者表达于子宫内膜增殖期，至分泌中期达到峰值，雌激素和孕激素均可上调*HOXA10*和*HOXA11*的表达，研究显示在低种植率患者的分泌

期，*HOXA10*和*HOXA11*表达缺失，两者通过影响活化或抑制靶基因如整合素β3和Emx2从而影响子宫内膜容受性。Rackow等研究发现，子宫内膜息肉中*HOXA10*和*HOXA11*mRNA水平观察组低于对照组，息肉大小和个数对*HOXA10*和*HOXA11*表达无明显影响，推测*HOXA10*和*HOXA11*改变了子宫内膜容受性而导致不孕。

十、左炔诺孕酮宫内节育系统治疗子宫内膜息肉复发的研究

左炔诺孕酮宫内节育系统（LNG-IUS）是一种含高效孕激素的宫内节育器，外部形状为“T”形支架，结构含尾丝，5年使用期限，纵臂的套管内有左炔诺孕酮缓释装置，含左炔诺孕酮52mg，放置宫腔后平均每日持续缓慢释放左炔诺孕酮约20μg，子宫内膜高浓度的左炔诺孕酮下调了内膜中ER、PR的表达，使子宫内膜对血液循环中的雌二醇失去敏感性，使子宫内膜对机体雌激素的反应降低，抑制子宫腔局部子宫内膜的增生，子宫内膜血管发育不良，使子宫内膜黏膜变薄、间质水肿、蜕膜样变，腺体发生萎缩，从而减少了子宫内膜息肉的复发。有学者采用子宫内膜息肉切除术后辅助应用左炔诺孕酮宫内缓释系统治疗方法，结果发现，试验组子宫内膜比对照组（后半周期黄体酮胶囊口服）子宫内膜薄，息肉复发率低。其机制可能通过调节子宫内膜腺体及间质的ER、PR表达，抑制子宫内膜过度增生，改善子宫内膜内环境。另外，孕激素抑制子宫内膜增生，使内膜变薄，从而达到有效预防子宫内膜息肉复发的目的。王满菊等对照宫腔镜电切割子宫内膜息肉术后放置曼月乐环或使用短效口服避孕药复发率的不同，发现术后放置曼月乐环者子宫内膜息肉复发率较口服避孕药者为低，且差异有统计学意义。

综上所述，子宫内膜息肉是妇女最常见的子宫内膜病变之一，常见于围绝经期和绝经后期，高龄、晚绝经、糖尿病、高血压、肥胖、他莫昔芬治疗均是子宫内膜息肉发生的危险因素，目前子宫内膜息肉发病机制的研究多集中在局部子宫内膜甾体激素受体和细胞因子改变方面，前者使子宫内膜对雌激素过度敏感，导致子宫内膜过度增生，对孕激素不敏感，增生的子宫内膜不能随月经周期性脱落，同时在局部细胞因子如VEGF、TGF-β、Bcl-2等影响下，厚壁血管生成、介导炎症反应、细胞增殖凋亡失衡，从而引起子宫内膜息肉。但具体病因和发病机制尚不明确，亟待我们更深入的研究和探讨。

（李娟清　石一复）

第 10 章 子宫内膜息肉的高危因素和发病机制

第一节 高危因素

一、激素替代治疗

激素替代治疗（HRT）可能是围绝经期EP发病的一个危险因素，但也有不同观点，目前尚无定论。有观点认为，HRT可能是围绝经期子宫内膜息肉发病的一个危险因素。2006年McGurgan等对比研究了 9 例HRT妇女和16例未行HRT妇女的子宫内膜息肉，发现两组的激素受体（ER和PR）表达无显著差异，Ki-67在未用HRT组的EP腺体中表达较多，差异有显著性（$P=0.019$）。HRT组EP间质Bcl-2表达显著增强，而在腺体的表达差异无显著性。由此推测，HRT对EP的细胞凋亡和增殖可能有抑制作用，从而影响EP的生长。Perez-Medina等报道，与应用雌孕激素序贯补充治疗的绝经后妇女相比，服用替勃龙的妇女EP的发病率高 3 倍。

也有观点认为，HRT与子宫内膜息肉发生无关。Ettinger等对比研究了3519例绝经后妇女使用 3 年替勃龙或安慰剂对子宫内膜的影响，研究发现，使用替勃龙的妇女第1年子宫内膜厚度平均增加1mm，后2年未观察到内膜继续增厚。对635例子宫内膜可能存在异常的妇女进行组织活检发现，EP在替勃龙组和安慰剂组的发病率相似。

二、三苯氧胺（他莫昔芬）

近年来，他莫昔芬与EP的关系和用药的安全性越来越受到关注，有学者提出，在绝经后妇女体内低水平雌激素状态下，他莫昔芬对子宫内膜为雌激素活性激动剂而非拮抗剂作用，可诱导ER与PR在内膜的表达，促进宫颈和内膜息肉的发生，同时使息肉周围组织过度纤维化，增加了内膜活检和息肉切除的难度。

三苯氧胺又称为他莫昔芬（tamoxifen，TAM），属抗肿瘤激素类药物，是非甾体抗雌激素药物，具有微弱的雌激素作用，强度约为雌激素的1/2，故本药具有两重性作用。其能与雌二醇竞争雌激素受体（ER），占据雌激素受体而起抗雌激素作用。进入人体后可与雌激素受体结合，并易位入胞核雌激素受体，在胞核内停留，减少新雌激素受体合成，使组织对雌激素的正常反应能力下降，阻止基因活化，从而抑制肿瘤细胞增生和生长。也能使肿瘤内孕激素受体（PR）上升，有利孕激素治疗。

临床上主要用于治疗含有雌激素受体的乳腺癌术后辅助治疗及卵巢癌和雌激素受体阳性的子宫内膜癌。口服常为每日10～20mg，每日2次，可用较长时间。2016年美国国立综合癌症网络（NCCN）的乳腺癌临床实践指南已把本药治疗10年纳入乳腺癌者术后的内分泌治疗推荐方案之一。

三苯氧胺的不良反应有面部潮红、水肿、阴道出血，暂时使血小板及白细胞计数减少、胃肠道不适等。

本药因有抗雌激素和弱雌激素的双重性，作用于子宫内膜可促进子宫内膜增殖和分泌，使子宫内膜增生，子宫内膜息肉形成或形成腺瘤样病灶，甚至子宫内膜癌的发病率增加。因此，长期接受三苯氧胺治疗者必须定期检查子宫内膜的改变，如定期行盆腔B超检查，观察子宫内膜厚度、回声有无异常。必要时做诊刮，以对子宫内膜进行病理检查。若能对异常者在宫腔镜直视下活检则更易获得阳性结果。

乳腺癌是威胁妇女健康的主要恶性肿瘤之一，我国乳腺癌的发病率为41.82/10万，位居女性恶性肿瘤的首位。卵巢癌对妇女健康威胁也大，子宫内膜癌在我国有上升趋势。近年我国政府加大力度对妇女的乳腺癌和宫颈癌进行防治、筛查，称为女性的“两癌筛查”，体现了对女性相关肿瘤的防治决心。

乳腺癌除手术、放化疗以外有效的治疗是内分泌辅助治疗，采用三苯氧胺不仅可在乳腺癌术后有效抑制肿瘤复发，而且对治疗复发、转移和晚期乳腺癌也有重要意义。然而，内分泌药物的应用也会给患者带来一些不良反应，其中常见的妇科并发症为子宫内膜病变，如子宫内膜息肉、子宫内膜增生、甚至子宫内膜癌。对乳腺癌患者的内分泌治疗药物所引起的子宫内膜病变，目前除严密随访及手术治疗外，临床上并无其他有效的预防及治疗措施。

浙江大学医学院附属妇产科医院李娟清等对2006年6月至2018年1月因乳腺癌手术后发生子宫内膜病变收治并进行相关妇科手术治疗的212例患者，对其临床、病理及发生子宫内膜病变的影响因素进行了回顾性分析发现，212例患者中有170例为乳腺癌手术后正在接受内分泌治疗或停止内分泌治疗＜6个月者。42例为乳腺癌术后未接受内分泌治疗或停止内分泌治疗≥6个月者。212例中发生子宫内膜息肉的达176例，占同期子宫内膜息肉患者（16 894例）的1.04%（176/16 894）；子宫内膜增生18例，占同期子宫内膜增生（1014例）的1.78%（18/1014），子宫内膜癌18例，占同期子宫内膜癌者（1793例）的1%（18/1793）。

176例子宫内膜息肉患者中163例行宫腔镜手术，余分别采用诊刮术、子宫内膜去除术及子宫次全切除术。

对保留子宫的165例子宫内膜息肉患者进行0.5～12年随访，38例患者在初次手术后出现子宫内膜病变复发，未进一步接受手术治疗，另15例患者接受宫腔镜手术，13例患者病理检查为子宫内膜息肉，余2例分别为子宫内膜不典型增生和子宫内膜癌，均接受了子宫全切术。8例宫腔镜手术为子宫内膜增生患者中，1例因B超提示子宫内膜增厚行子宫切除术后病理证实为子宫内膜癌Ⅰ期。

对乳腺癌术后有子宫内膜病变者应进行患者年龄、体重指数（BMI）、初潮年龄、妊娠次数、分娩次数、子宫内膜厚度与乳腺癌术后子宫内膜病变严重程度进行分析，并了解有无高血压和糖尿病病史，绝经状态，有无异常子宫出血，术后有无放化疗史，有无服用雌激素受体（ER）调节剂（三苯氧胺或托瑞米芬），芳香化酶抑制剂治疗（阿那曲唑或来曲唑），有无子宫内膜息肉、子宫内膜增生等。

子宫内膜息肉、子宫内膜增生和子宫内膜癌者与接受选择性雌激素调节剂有关，特别是有异常子宫出血，B超提示子宫内膜增厚者应引起关注和重视，因其是日后并发子宫内膜癌的独立危险因素，尤其是子宫内膜厚度更与发现异常有关。所以乳腺癌术后行内分泌治疗者应每6～12个月进行一次妇科检查，子宫内膜厚度通过B超无创检查，对早期发现子宫内膜病变严重程度起到了重要预测作用。当子宫内膜厚度≥5mm或具有回声不均等均提示子宫内膜病变的存在。也学者有认为，当B超提示子宫内膜回声不均或子宫内膜厚度＞3mm时需要进一步行宫腔镜检查及活检，从而及早发现子宫内膜息肉、子宫内膜增生或子宫内膜癌。

对年龄＞35岁的乳腺癌患者应进行定期妇科的随访，以及早发现子宫内膜息肉及子宫内膜增生者。乳腺癌术后采用内分泌药物治疗者年龄大是发生子宫内膜恶性病变的高危因素。绝经是三苯氧胺治疗乳腺癌者日后发生子宫内膜癌的高危因素。

为防止乳腺癌术后接受选择性雌激素受体调节剂治疗者子宫内膜病变（子宫内膜息肉，子宫内膜增殖及子宫内膜癌）的术后复发率和再次手术率，国内外对这些发生子宫内膜病变者的内分泌治疗方案也有些研究，如当接受选择性雌激素受体调节剂治疗乳腺癌者同时加用促性腺激素释放激素激动剂（GnRHa）治疗，可降低雌二醇（E_2）水平，同时进一步降低子宫内膜厚度。也有使用左炔诺孕酮宫内节育系统（LNG-IUS），中国商品名为曼月乐宫内节育器，联合选择性雌激素调节剂治疗乳腺癌患者，可以显著降低其发生子宫内膜息肉的发生率。也有研究表明，LNG-IUS可降低子宫内膜增生及子宫内膜癌风险，但也有争议，仍需进一步研究。

2013年，Davies等研究6846例雌激素受体阳性的乳腺癌患者，结果认为三苯氧胺治疗10年能进一步降低乳腺癌的复发率和死亡率。上述2016年美国NCCN的乳腺癌临床实践指南已把三苯氧胺治疗10年纳入乳腺癌患者术后内分泌治疗的推荐方案之一。目前我国临床也主要以三苯氧胺的治疗为主。因此，随着乳腺癌内分泌治疗的上述提示，内分泌药物治疗在乳腺癌患者中的应用时间将更长，然而长期药物治疗引起的子宫内膜病变（主要可发生较多子宫内膜息肉，也有可能出现子宫内膜增生，甚至子宫内膜癌），这一系列有密切相关性，也均是雌激素依赖的相关病变，这些应引起乳腺科医师的重视，以平衡其获益和风险，制定更加个体化的内分泌治疗方案。同时，也应加强临床观察随访及相关研究。

2020年夏恩兰等辑录《大英百科全书》中有关他莫昔芬与子宫内膜增生、子宫内膜腺癌的风险中提到，由于女性绝经期激素水平低，因此子宫内膜易萎缩。在这种情况下，萎缩腺体与囊性腺体混合存在。子宫内膜囊性萎缩是一种罕见的宫腔镜表现，多见于口服他莫昔芬的绝经后妇女。这是一种良性表现，与子宫内膜增生无关，不会增加罹患子宫内膜腺癌的风险。

他莫昔芬（$C_{26}H_{29}NO$）是一种抗肿瘤药物，竞争性地抑制雌二醇与乳腺癌细胞雌激素受体结合。1962年，他莫昔芬作为一种避孕药被合成，后来成为雌激素受体阳性乳腺癌患者的基本用药。当雌激素进入细胞与雌激素受体结合时，可激活刺激细胞生长的基因。然而，在乳腺癌细胞中，当雌激素受体与他莫昔芬结合时，它的性质会发生改变，以至于不再激活基因，导致乳腺组织和乳腺癌组织的生长减少。因此，他莫昔芬与子宫内膜息肉问题也仍有继续研讨的余地。

三、肥胖

有学者报道EP患者体重指数（BMI）较高，Belisario等研究35例绝经妇女EP和毗邻子宫内膜中激素受体的表达及其与BMI的关系，研究对象的BMI均值为29.7kg/m^2，已属超重范畴。研究发现在所有高BMI的患者中，EP的毗邻内膜均表现为萎缩型，且ER表达水平显著低下，而EP中ER的表达无影响。由此推测，血浆中高浓度的雌激素与这些病例中毗邻内膜的ER产生减少有关，而高浓度的雌激素水平可造成局部子宫内膜的增生。

（李娟清　石一复）

第二节　发病机制

子宫内膜息肉的发生可能与子宫内膜局部的ER/PR失衡、增殖失调/凋亡障碍及基因突变等因素有关，一些细胞因子和酶也在其发病中起一定作用，对其发病机制的更深入研究能为防治子宫内膜息肉和减少复发提供理论基础。

一、激素和激素受体

原认为子宫内膜息肉属慢性子宫内膜炎的范畴，与流产、分娩、放置宫内节育器及绝经后子宫内膜菲薄易感染有关，但随着研究的深入，现认为雌激素持续刺激和雌孕激素受体反应的差异在子宫内膜息肉的发生中起着更为决定性的作用。

1. *持续性雌激素刺激*　局部子宫内膜对雌、孕激素反应不正常或对孕激素缺乏而反应形成的局限性异常增生，表现为不同程度的增生，而其周围内膜形态常正常。绝经后EP发生率较高的原因与雌激素的持续作用有关，绝经后期血循环中的雌激素主要来源于肾上腺皮质产生的雄烯二酮，在外周组织（主要是脂肪组织）中储存转换为雌酮后作用于靶组织——子宫内膜，此种转换随着年龄增长及肥胖而增加。而围绝经期前后，子宫内膜仅对雌激素有反应，对孕激素不产生相应的变化，也不发生周期性脱落，故逐渐增生为EP。

2. *外源性雌激素的刺激作用*　①激素补充治疗患者中子宫内膜息肉的发生率增高，可归结为此缘由。②乳腺癌手术后使用他莫昔芬治疗，他莫昔芬除竞争性结合雌激素受体外，也显示出激动剂性质，故长期使用对子宫内膜可产生持续微量雌激素样作用而刺激子宫内膜息肉的产生，且此类患者子宫内膜息肉的发生率随乳腺癌发病时间、绝经年限、体重指数和内膜厚度的增加而增长。

3. *子宫内膜不同部位的激素受体量存在差异，继发对激素反应的差异性*　具体差异形式各家报道不一，有报道称息肉局部和周围正常内膜的ER与PR含量不同，息肉中存在雌激素受体的相对高表达；也有学者发现息肉间质细胞中雌、孕激素受体表达均降低，故其对周期性激素变化的反应性降低；此外，还有发现子宫内膜息肉的间质和腺体内缺乏孕激素受体而仅有雌激素受体。这些结果表明子宫内膜可能存在对雌激素、孕激素影响的效应差异性，从而支持受体影响息肉发病机制的假设。

二、细胞因子和酶

细胞因子可作为生长因子调节靶细胞的分裂和增殖，有研究发现，与正常宫腔冲洗液相对比，EP患者的宫腔冲洗液中γ干扰素、基质金属蛋白酶明显增高，TGF-β_1水平也有异常改变。基质金属蛋白酶（MMP）在降解细胞外基质、促进新生血管形成及调节细胞生长方面发挥着重要作用，也与细胞的分裂和增殖相关，MMP-2和MMP-9等还具有类似细胞因子的作用，但关于这些细胞因子和基质金属蛋白酶与EP的关系尚需进一步的研究。此外，还有资料显示芳香化酶P450和环氧合酶-2可能通过增加局部雌激素产生而在EP的发病中发挥作用。

三、增殖和凋亡

子宫内膜息肉是局部的子宫内膜腺体和间质增生所致，可能与细胞的增殖、分化和凋亡障碍有关。Ki-67是与细胞的有丝分裂和增殖密切相关的标志性核抗原，其表达增强是增殖活跃的标志。*BCL2*是阻止细胞凋亡的原癌基因，也促使细胞分化和内膜增生。有研究发现，EP中Ki-67呈低表达，而Bc1-2不论是在腺上皮还是在间质均为高表达，这与子宫内膜增殖症中Ki-67与Bc1-2均呈高表达明显不同，故推测EP产生的主要机制并非过度增殖，凋亡过程受阻可能在其发生学上占主导地位。

四、遗传因素

有研究发现，子宫内膜息肉细胞存在多条染色体结构和数量的异常，认为子宫内膜息肉的发生可能有遗传学基础。迄今为止，已报道的EP细胞遗传学改变主要有6p21-p22染色体重组、12q13-15染色体重组、7q22染色体重组及(6;20)（p21;q13）易位等。其中，子宫内膜息肉间质中6p21的重排是子宫内膜息肉的一个特征性表现，有必要在分子水平继续研究，以进一步探寻EP发生的分子机制。

有其他许多理论来解释息肉的病因，基因修饰最早被广泛研究。Dal Cin等将息肉分为4种细胞遗传学变化：①6p21-22区域重组；②12q13-15区域重组；③7q22重组；④正常染色体核型。近来研究认为，凋亡相关基因*Bcl-2/Bax*比值升高，可能最终导致子宫内膜息肉的生长。但息肉似乎受多种遗传学改变影响，这些改变似乎经常与新陈代谢、药物诱导、环境因素等共同作用。已发表的研究认为，酶、糖尿病、肥胖、高血压、年龄、更年期状况和类固醇激素受体都参与了息肉的形成。

（石一复　李娟清）

第11章 各种子宫内膜息肉发病率、复发率和恶变率

由于子宫内膜息肉缺乏恒定症状，检查和发现的方法不同（无症状就诊、B超、造影、CT、MRI、宫腔镜、手术标本、病理等），以及报道的病例数、不同人群、年龄、病种等因素的不同，其确切的发生率很难估计。

一、子宫内膜息肉发病率和发生率

子宫内膜息肉发病率和发生率各家报道不一，1953年Scott报道子宫切除术中息肉发生率为2%～8%。1949年Speert和1954年Mc Bride 报道绝经后2年以上女性尸检的子宫内膜息肉发生率为15%。

子宫内膜息肉发病率在25%左右，好发于40～50岁及绝经后妇女，绝经前妇女有子宫异常出血者中10%～40%可发现子宫内膜息肉，且有0～12.9%的恶变率。

1991年郭东辉收集因各种妇科疾患行子宫切除的子宫标本及刮宫、宫颈口扭出物标本，报道EP发生率为5.7%。Anastasiadis等对23～85岁不规则子宫出血的1415例患者行诊刮术，EP的检出率为8.9%，其中73.8%是良性，23.8%合并子宫内膜复杂性或非典型增生，1.5%分化不良。Reslova等先用宫腔镜，后经病理检查确诊了EP患者245例，多发性EP在绝经前者中占15%，在绝经后者中占26%，两者差异显著。

2004年Hinckley 等对拟行体外受精的1000例不孕患者行宫腔镜检查，32%的患者有子宫内膜息肉。

2005年de Placido等对950例将进行体外受精-胚胎移植（IVF-ET）的不孕者分别行微宫腔镜检查602例，常规宫腔镜检查348例，两组分别发现息肉146例（24.3%）和82例（23.6%），说明不论采用什么宫腔镜检查，若仔细检查，发现子宫内膜息肉的效果相似。

近年子宫内膜息肉的发病率呈逐年上升趋势，在原发不孕女性中子宫内膜

息肉的发病率也相对增高。

2012年美国妇科腹腔镜医师协会（AAGL）指南中不同人群的发病率为7.8%～34.9%，且随年龄增长发病率增高，绝经后妇女发病率最高。目前许多杂志报道均引用此数据。

2011年《中国微创外科杂志》创刊十周年高峰论坛会上沈利聪等报道，子宫内膜异位症患者子宫内膜息肉发病率高于未患子宫内膜异位症者，发现68.35%的子宫内膜异位症者同时伴有子宫内膜息肉，而对照组为20.51%。2013年Yasuda 等报道子宫内膜息肉的发病率高达24%～26%。

2017年《国际妇产科学杂志》报道不孕人群中子宫内膜息肉的真实发病率不明确，估计在月经正常的不孕人群中为6%～15%，在所有不孕人群中高达32%，不明原因不孕中采用宫腔镜检出率为16.5%～26.5%，在不孕合并子宫内膜异位症中高达46.7%，复发性流产中为0.6%～5%。

一大样本资料显示，62.3%的EP发生于绝经前，37.7%的为绝经后患者，高峰年龄为50岁，即围绝经期前后发病率最高，70岁以后少见。发病率国外资料为17.5%～23.8%，国内资料约为5.7%。

子宫内膜息肉占阴道不规则出血者的25%，中国女性子宫内膜息肉发病率为24%～25%，异常子宫出血患者中息肉所致占16.2%。

接受三苯氧胺或HRT治疗的女性可高达8%～36%。

二、复发率

因子宫腔范围狭小，宫腔镜等手术不可能随便和无限制地反复检查，也有原息肉确已切除，而其他部位又新长出，两者也难以区分，所以统称为复发，这本身就存有不科学和不确切之处。通常复发是原病变，病灶未彻底清除、有残留，日后原处疾病病灶又再发、再生、再长大；若在原处已彻底清除或已挖除，也未发生其他部位转移，而是子宫腔内其他部位因各种原因又重新出现新息肉，组织类型可相同或不同（不同于转移，可发生在其他部位，但组织类型必须相同），则不能称为复发。若子宫内膜息肉采用单纯非直视的刮宫去除息肉，仅凭术者手的操作感觉则可有许多子宫内膜息肉无法完整切除（占60%～87%）而有残留，这些患者术后不同时间又发现息肉，这类实属残留，而非真正复发。

通过盲目刮宫去除子宫内膜疾病的成功率少于50%，且大多不能将息肉完全去除，单纯诊刮这类盲操作，在60%～87%的息肉病例中无法完整切除之，这些患者残存的息肉不应认为是真正的复发（宫腔镜下子宫内膜息肉电切手术能在直视下将息肉及其根部完整切除，而保留周围的内膜组织）。因此，手术后容易复发，盲目刮宫不应该作为诊断或治疗子宫内膜息肉的有效措施。

Preutthipan等报道，宫腔镜下电切手术子宫内膜息肉的术后复发率为0，微型剪刀、抓钳或电极治疗的术后复发率为2%～15%。Paradiso等报道，宫腔镜下子宫内膜息肉的术后复发率为2.5%～3.7%，随访时间最长是9年。Alhilli统计认为，采用宫内粉碎术和宫腔镜下子宫内膜息肉切除术后随访4年子宫内膜息肉复发率，两者分别为4.5%和10.6%，以宫内粉碎术后子宫内膜息肉复发率为低。

宫腔镜下同时行息肉切除和内膜切除对改善复发率均有效，但对子宫内膜创伤的面积和范围更大，不适合用于所有子宫内膜息肉的治疗，尤其对年轻尚需生育的女性。

没有核异型的子宫内膜增生性息肉近50%复发，且复发常有症状，或复发时呈癌前病变或癌，因此需根治性治疗，如全子宫切除。而良性息肉复发率少于10%。

良性息肉复发率＜10%，而没有核异型的子宫内膜增生性息肉约50%会复发，且常有症状或复发时呈癌前病变或癌，则需要根治性治疗。2014年Paradisi等报道宫腔镜直视下子宫内膜息肉切除术（TCRP）复发率可达13.3%。

使用三苯氧胺的乳腺癌患者宫腔镜术后子宫内膜息肉复发率略高，统计为29.7%。接受三苯氧胺者5年后发生子宫内膜病变而需手术干预者约占10%，子宫内膜发生病变如赘生物形成甚至恶变与使用三苯氧胺的时间有关，多使1年息肉复发率升高5倍，使用本药的绝经妇女子宫内膜息肉的复发率为7.7%。绝经后使用三苯氧胺者的子宫内膜息肉易有子宫内膜不典型增生的高危因素，常需手术干预。

对于乳腺癌术后采用三苯氧胺内分泌治疗，日后发生子宫内膜息肉的患者治疗后预防复发的建议是采用宫腔镜息肉切除及联合子宫内膜去除术，以防这类妇女日后子宫内膜息肉复发。有报道（Jesus等）称，对绝经后子宫内膜息肉切除并预防其复发，6个月、18个月、42个月、60个月的成功率分别为395例中的99.5%，385例中的97%，380例中的95.7%和377例中的95%；而对其中因特殊原因需要使用三苯氧胺者的上述不同时期的成功率分别为93%、90%、88%、87%。因该联合治疗，即使有雌激素作用下的三苯氧胺，但由于子宫内膜破坏，息肉常不再复发。

子宫内膜息肉复发与对子宫内膜息肉的肉眼识别、诊断准确率、月经周期（增生期、分泌期、绝经期）、雌孕激素影响（增生期子宫内膜与子宫内膜增殖混淆）、息肉大小、数量、基底大小、切除方法、经验、技术、是否切净、切割深度、病理诊断、术后是否加用其他治疗、影像学诊断技术等许多因素有关，也与激素失调、细胞因子表达异常及细胞增殖失调等有关。

三、恶变率

作为一种常见的妇科良性疾病，由于可能存在恶变的风险，因此可能存在过度治疗的现象，过度治疗进一步导致了医疗资源的浪费和患者心理压力的增加。

检索2000年至2019年1月公开发表在PubMed/MEDLINE和EMBASE数据库上的文章。术前超声检查或宫腔镜检查诊断为良性子宫内膜息肉，通过宫腔镜检查切除子宫内膜息肉，组织病理学诊断为良性息肉或没有异型性的增生，或癌前病变（非典型增生）或恶性肿瘤（子宫内膜癌）。

研究中共纳入来自51项研究的35 345名女性的研究数据，发现子宫内膜息肉恶变率为2.73%（95% CI 2.57%～2.91%），同其他研究相比存在较高的异质性。绝经前子宫内膜息肉患者的恶变率（1.12%）显著低于绝经后女性（4.93%），统计学差异显著（χ^2=397.21，P<0.0001）。有症状子宫内膜息肉女性的恶变率（5.14%）显著高于无明显症状者（1.89%）（χ^2=133.13，P<0.001）。

有症状性阴道出血或绝经后状态的子宫内膜息肉患者更易发生恶变。这一结论有助于子宫内膜息肉患者选择是进行手术治疗，还是非手术治疗。

（石一复）

第12章 子宫内膜息肉的病理组织学

一、子宫内膜息肉病理组织学

子宫内膜息肉（endometrial polyp）是由子宫内膜表面的良性细小突起组织、子宫内膜腺体及间质组成的肿块，常有蒂向宫腔突出，可发生于任何年龄。也有学者认为子宫内膜息肉是比较常见的瘤样病变。子宫内膜息肉可以单个或多个，有各种不同形状，大小直径为1～2mm，有的可充满宫腔。息肉也可感染，蒂也可发生扭转，常有发生出血性梗死。

子宫内膜息肉患者有些无明显临床表现，也可有引起月经过多、月经不规则或白带中带血或滴血或绝经后阴道出血等表现。

大体形态主要与息肉产生的部位、体内甾体激素含量及息肉组织对激素的反应有关。大部分的息肉对卵巢激素反应不敏感。多发性息肉位于宫腔多个部位，呈弥漫性生长，单发性息肉多位于宫底部，其次为宫角。

组织形态：子宫内膜息肉外观可呈舌状、指状，直径为0.5～2cm，与周围内膜的色泽相似。有各种不同形状，有的可充满宫腔。如有蒂则可通过扩大的颈管向宫颈外口或阴道突出，蒂可粗细不一。息肉表面常有出血坏死，有时有溃疡，覆盖肉芽组织。

镜下所见子宫内膜息肉由子宫内膜组成，表面覆有一层立方形或低柱状上皮。子宫内膜息肉由分布不规则的内膜腺体和间质组成。一般包括3个部分，即少量致密的纤维结缔组织组成的间质、管壁较厚的血管及子宫内膜腺体。子宫内膜息肉由子宫内膜组成，表面覆有一层立方形或低柱状上皮。息肉表面的三面（除基底外）被覆上皮，有时息肉表面的糜烂上皮脱落，见到炎症肉芽组织。刮宫时易使息肉组织破碎，标本中没有一个完整的息肉结构，仅是增生的腺体。有的是子宫内膜增生症伴有息肉形成。①腺体可单纯管状或分支或囊性扩张，被覆上皮不活跃或增殖期。息肉表面上皮可较薄和化生。②TAM相关息肉：腺体上皮化生和间质纤维化更突出，见于有乳腺癌或服TAM史者。③浆液性上皮癌和浆液性癌常可发生子宫内膜息肉。

息肉常伴有胞体结构的改变，与周围正常内膜的腺上皮周期不同步，并常伴有化生。

子宫内膜息肉诊断息肉恶变条件：①看到整个息肉的形态；②恶变限于息肉内；③息肉周围的内膜无恶变。局限在息肉上的癌变可被刮宫除去，预后良好。息肉恶变常见于子宫内膜增生症伴有息肉者。

病理学鉴别诊断应重视，正常分泌期子宫内膜可形成息肉样的外观，但镜下为长的裂隙状腺体嵌入而变成在单纯扩张的现象可形成乳头结构，而子宫内膜息肉不具有这种结构。

与非典型腺肌瘤性息肉的鉴别是后者有腺上皮的异型性，常伴有异常化。

若在子宫内膜息肉内出现腺体拥挤、细胞核异常和（或）间质高度空巢，因警惕合并增生、癌和（或）腺肉瘤、癌肉瘤的可能性，其发生率约占息肉的5%。

子宫内膜浆液性腺瘤中，少数病例在早期内膜上可呈息肉样，肿瘤累及息肉的部分表层上皮，但同时可伴有腺性浆液性癌。

息肉兼子宫内膜样癌与息肉的鉴别是前者除了见有恶性的腺上皮外，通常还有息肉的厚壁血管结构和纤维化间质成分。

息肉周围的子宫内膜可符合正常的月经周期变化，如增生期、分泌期、萎缩改变，部分可有子宫内膜增生等其他病理改变。

子宫内膜息肉可并发子宫内膜增生、子宫内膜癌、癌肉瘤。子宫内膜息肉可单发，但15%子宫内膜息肉为可见2个或更多息肉。

二、子宫内膜息肉分类

子宫内膜息肉的病理组织学分类很多，与以下因素有关，如专科医院病理科与综合性医院病理科，大医院与基层医院病理科，病理医生专业水平，取材因素等。

（一）2016年子宫内膜息肉分类

1. 增生性子宫内膜息肉。
2. 萎缩性子宫内膜息肉。
3. 功能性子宫内膜息肉。
4. 混合性子宫内膜息肉。
5. 肌瘤样子宫内膜息肉。

（二）Di Spiezio Sardo等息肉分类

该分类包括增生型、萎缩型、功能性、腺肌瘤和假息肉。子宫内膜息肉可生长于宫腔内任何部位并与生殖相关。

（三）世界卫生组织的分类

子宫内膜可以分为4种：增生型息肉、功能型息肉、腺肌瘤型息肉和萎缩型息肉。

（四）其他分类

1. 外生型子宫内膜息肉：最常见类型。

2. 萎缩型子宫内膜息肉：多见绝经妇女。

3. 功能型子宫内膜息肉：其有激素反应，呈增殖性或分泌性改变。

4. 混合型子宫内膜息肉。

5. 肌瘤样子宫内膜息肉。

6. 子宫内膜息肉其他特征：化生改变；电灼、消融术导致腺体扭曲，细胞学改变；经三苯氧胺治疗后发生的息肉比普通子宫内膜息肉更大并多发，呈非典型细胞。

（五）同源性增生

近年分子病理学研究证实，子宫内膜息肉与受体表达水平的改变、内膜细胞的增殖/凋亡活性失衡等有关，并常有P63表达增高。

三、子宫内膜息肉对卵巢激素反应

子宫内膜息肉由子宫内膜组成，表面覆有一层立方形或低柱状上皮。大部分息肉对卵巢激素反应不敏感。子宫内膜息肉分类尚未统一，手术中分类如下：

根据对卵巢激素反应，息肉可分为两大类。

1. 由未成熟子宫内膜组成（非功能性息肉）　源于未成熟性子宫内膜。非功能性息肉包括基底层息肉及息肉伴有增生（单纯增生、复杂性增生及退行性变）。这种子宫内膜息肉常处在静止期、增生期或简单型增生过长状态，息肉的腺体和间质无周期性改变。此类息肉对孕激素无反应，而持续对雌激素有反应，因此大部分腺体呈不同程度的增生反应状态，与息肉外周围的子宫内膜组织能够分辨。有时腺体集聚很密，呈复杂型增生过长，上皮细胞也可有异形，出现不典型增生过长及复杂性增生，而其周围正常内膜可为分泌反应。大多子宫内膜息肉属此类。

由未成熟子宫内膜（基底层子宫内膜）组成，约占65%，对孕激素无反应，持续地对雌激素有反应，可有两种改变：①息肉腺体无周期反应。②息肉腺体呈单向性反应，仅有增生改变，包括局灶性增生、单纯性增生、复杂性增生、不典型增生。非功能性息肉的患者群年龄偏大，且较少发生阴道出血，38%的非功能性息肉是偶尔发现的。

子宫内膜息肉由局灶性子宫内膜，通常是基底层内膜过度生长、突入宫腔而形成。以上最常见于40岁以上女性，表现为月经间期出血、月经过多或绝经后子宫出血。

如果在经前刮宫，腺体呈分泌期改变，而局限一处腺体呈增生状态，与周围子宫内膜界线清楚，可诊断子宫内膜息肉。息肉内腺体常呈囊性扩张，间质水肿，常有纤维化、透明变性及成簇的厚壁血管。

2. 由功能子宫内膜组成（功能性息肉） 源于成熟性子宫内膜，包括周期性改变（增生期、分泌期、蜕膜反应）及萎缩期。由有周期性改变的子宫内膜（功能层子宫内膜）组成，约占27%，息肉内的腺体和间质对雌孕激素均有反应。由于息肉内的腺体和间质与其周围的内膜的结构和功能相同，呈周期性变化，经期可部分甚至全部脱落，有自愈的可能。94%的功能性息肉是由于不规则的阴道出血而被发现的，并因此就诊。此类息肉的腺体和间质对雌、孕激素都有反应。其形态变化与周围正常子宫内膜的结构、功能相同，有周期性变化（增生期、分泌期、蜕膜反应）及萎缩型，在经前期呈分泌反应，在月经期可脱落，一般不需治疗，约占息肉的20%。多数息肉较小，刮宫时内膜组织刮碎，息肉和息肉外的内膜组织难以区别，对诊断带来困难。

四、子宫内膜息肉的特殊类型

1. 腺肌瘤样息肉 是一种特殊类型，约占8%，少见。但临床多见于绝经后患者。此类息肉间质内含有平滑肌纤维，表面覆盖单层子宫内膜上皮，多数有蒂与肌壁相连。通常子宫内膜腺肌瘤样息肉较小，腺体增生明显及部分腺体扩张，间质是纤维结缔组织与厚壁血管，含少量平滑肌纤维。多数是有蒂与肌壁相连。体积可较大，需要与子宫黏膜下肌病相鉴别，黏膜下肌瘤是大量平滑肌纤维组成的突性肿瘤。

2. 绝经后子宫内膜息肉 与一般绝经后子宫内膜不同，较少随卵巢功能的衰退而出现萎缩，较多仍表现为不同程度的增生，也可伴有上皮萎缩、间质纤维化。

3. 青少年子宫内膜息肉少见 少数10岁以上的女孩可发生子宫内膜息肉，是雌激素长期对子宫内膜的刺激所致。

4. 三苯氧胺（他莫昔芬）相关息肉 他莫昔芬导致的息肉比普通子宫内膜息肉更大，并多发，呈非典型细胞。

5. 混合性子宫内膜息肉 发生于子宫体下段，可见宫颈内膜及宫体内膜两种腺上皮。

6. 子宫颈管内膜息肉 见“子宫颈息肉”相关部分。

异常腺体结构的形态特点常表现为以下一种或多种形式：

（1）扭性扩张，正常子宫内膜没有扩张的圆形腺体，但绝经前女性的正常子宫内膜可偶尔是扩张的，常见于老年性萎缩、单纯赘生和子宫内膜息肉。

（2）排列拥挤密集的腺体，单位内腺体比例较正常内膜明显增多，是子宫内膜增生症的特点之一，此时应认真观察细胞核的形态。

（3）轮廓不规则腺体，轮廓的变化遇上正常内膜的周期性改变，出现过度的扭曲形成乳头、出芽或分支乳头等结构。子宫内膜是激素的靶器官，受内源性或外源性激素的影响。可生理性退缩——小管状（如孕激素作用的子宫内膜），扩张呈花苞状，在腺腔内出芽或呈乳头状（如妊娠时腺体的阿-斯反应），或真性乳头形成。有异常腺体结构的情况，功能改变或药物性作用，妊娠反应（宫内或宫外），老年性萎缩，子宫内膜息肉，子宫内膜赘生，子宫内膜癌，上皮-间质混合性肿瘤等不同组织病理学改变时，在病理诊断时应重视和区分，以资鉴别。

五、子宫内膜息肉与相关病变组织学的联系

子宫内膜息肉可见于任何年龄，以围绝经期多见，可伴有子宫内膜增生、阴道不规则出血。HRT、MRT或TAM治疗者子宫内膜息肉发生率偏高。在妊娠期和黏液增多的情况下易生长。宫颈息肉是由腺上皮增生引起的，可生长于宫颈管内或宫颈阴道部，通常有蒂，顶端往往发生鳞状上皮化生。

1. 子宫内膜上皮性肿瘤与前驱病变（子宫内膜增生）　主要与雌激素过度刺激（内源性或外源性）、无孕激素拮抗保护有关。大体局部内膜增生类似于息肉或囊性蜂窝样结构。

2. 非典型子宫内膜增生/子宫内膜样上皮内瘤变（AH/EIN）　大体改变轻重不一，内膜轻度增厚，局部增生似息肉。

3. 子宫内膜腺体上皮异型增生（endometrial glandular dysplasia，EmGD）

4. 子宫内膜癌

（1）子宫内膜样癌（endometrioid carcinoma，EMC）：多见于绝经期或围绝经期，50%伴有子宫内膜增生。常有绝经后阴道出血，不规则阴道出血，PCOS、雌激素水平高的卵巢肿瘤、初潮早、绝经迟、未育、肥胖、子宫内膜癌家族史、Lynch 综合征、Cowden综合征都是EMC的高危因素。大体见宫腔内灰白柔软的息肉，有出血、坏死。

（2）子宫内膜浆液性癌（serous carcinoma）：多见于绝经女性，与雌激素依赖性无关，常有吸烟或输卵管结核史。与乳腺癌、TAM治疗及盆腔放疗史有关。有时与*BRCA2*基因突变、Lynch综合征（遗传性非息肉瘤性大肠癌）相关；

绝经后出血常见，CA125、CEA可增高。

(3) 透明细胞癌（clear cell carcinoma）：多发于老年人，肿瘤细胞呈鞋钉样，归入Ⅱ类内膜癌，常见于多产、吸烟、肥胖、糖尿病者，大体常呈子宫内膜息肉样。

六、送检标本和病理阅片中的注意事项

送检的刮宫物在组织切片中辨认息肉有时较困难，应注意不要误认为局灶增生成癌。

息肉形态学特点：①组织边缘至少三侧有表面上皮，这在刮出物中如为邻近息肉或组织破碎有时不易见到；②扩张的厚壁血管，形态似螺旋动脉；③间质有不同程度的纤维化，而不是活跃的间质细胞。

息肉常伴有胞体结构的改变，与周围正常内膜的腺上皮周期不同步，并常伴有化生。

鉴别诊断：正常分泌期子宫内膜可形成息肉样的外观，但镜下为长的、裂隙状腺体嵌入而变成在单纯扩张的现象可形成乳头结构，而子宫内膜息肉不具有这种结构。

与非典型腺肌瘤性息肉的鉴别是后者有腺上皮的异型性，常伴有异常化。

若在子宫内膜息肉内出现腺体拥挤、细胞核异常和（或）间质高度空巢，应警惕合并增生、癌和（或）腺肉瘤、癌肉瘤的可能性，其发生率约占息肉的5%。

子宫内膜浆液性腺瘤中，少数病例在早期可呈息肉样，肿瘤累及息肉的部分表层上皮，但同时可伴有腺性浆液性癌。

息肉兼子宫内膜样癌与息肉的鉴别是前者除了见有恶性的腺上皮外，通常还有息肉的厚壁血管结构和纤维化间质成分。

（石一复）

第 13 章 子宫内膜息肉瘤样病变

临床，大体病理，影像学或宫腔镜检查常见在子宫腔内，也可脱出子宫颈外口，甚至阴道外，一些与子宫内膜息肉外观十分相似的息肉样赘生物，容易引起误诊。虽然有经验者有时可区分，但最终需要病理学确诊，在未经过病理学确诊前，均称为子宫内膜息肉瘤样病变、子宫内膜息肉瘤样赘生物或子宫内膜息肉瘤样物，不宜称为子宫内膜息肉。因为其他一些病变也可有外观息肉样改变，有关非真正的子宫内膜息肉而有息肉样改变的疾病分述如下，便于认识和鉴别。

第一节　良性子宫内膜息肉瘤样病变

一、子宫内膜局部组织过度增殖

形成突出宫腔内的赘生物，其由子宫内膜腺体、间质和血管组成，可呈舌状、指状，大小可从5mm到充满整个宫腔。大多息肉位于子宫底部，常见于宫角部，位于该处的子宫内膜息肉一般难以用诊刮术去除。

子宫内膜息肉为常见的子宫内膜良性病变，如发生于育龄期，可导致不孕或孕后流产，也多见于40～50岁或绝经后妇女。

二、间质假性蜕膜化

临床表现为阴道有不规则点滴流血，阴道B超见子宫腔内有突出赘生物，呈息肉样表现。宫腔镜检查见子宫腔内子宫后壁息肉，电切镜下取材（分泌期中期）10～13mm条状内膜，活检病理证实为间质假蜕膜化，可见临床或超声和宫腔镜诊断有误诊，最后确诊仍依据病理诊断。

三、子宫内膜间质结节

子宫内膜间质结节（endometrial stromal nodules，ESN）是子宫内膜间质肿瘤（EST）的一种，是罕见的良性肿瘤。肿瘤位于子宫内膜或肌层，呈息肉或局限清楚的结节状，切面呈棕黄色，实性，偶见多发性或扭性，边缘可稍不规则，很少累及宫颈。

2014年WHO将子宫内膜间质肿瘤分为四类：子宫内膜间质结节、低级别子宫内膜间质肉瘤、高级别子宫内膜间质肉瘤和未分化子宫肉瘤。除子宫内膜间质结节属良性外，余3种均属恶性。这类疾病在大体病理所见及影像学上也均可出现宫腔内有息肉样改变或合并子宫内膜息肉及子宫内膜增殖、子宫平滑肌瘤。病变也可在子宫颈管内有赘生物。所以由病理确诊。

四、非典型息肉样腺肌瘤

非典型息肉样腺肌瘤（atypical polypoid adenomyoma，APA）又称为腺肌瘤样息肉，是一种少见的子宫局灶性息肉样病变。1981年Mazur首先提出本病，是一种极少见的子宫病灶性息肉样病变，目前认为其发病因素与I型子宫内膜癌相似。多见于生育年龄女性，平均年龄为39岁，偶与Turner综合征、服用雌激素治疗有关。大体观呈孤立息肉样，常位于宫底、子宫下段或宫颈。

1996年Longacre等对本病已正式命名，2000年起我国也均有报道，2014年WHO女性生殖器官肿瘤分类中仍使用本命名，近年国内报道逐渐增多，也有一次即有43例的报道，并非如2016年Protopapas等所述世界范围内报道不足250例之说。一般认为是良性病变，但也有学者认为具有低度恶性。宫腔镜检查时大多被诊断为子宫内膜息肉，也有因与常见的子宫内膜息肉有异而笼统地诊断为子宫内膜病变或宫腔占位性病变，也有诊断为子宫黏膜下肌瘤，直到最后病理结果才确认为子宫内膜非典型息肉样腺肌瘤。

本病的病因目前不清楚，多数认为与雌激素水平升高有关。常见部分病例伴有子宫肌瘤、子宫内膜非典型增生、子宫内膜癌、子宫内膜息肉等，也间接印证了这一观点。

1. *临床表现* 多见于绝经前妇女，多表现为阴道异常出血（如月经过多、不规则出血、性交后出血、经期延长等），患者也常因此症状而就诊。

病变常见于子宫底部、子宫下段，也可见于宫颈，呈息肉状，因息肉内含有平滑肌成分，部分质地较硬。2012年美国杜克大学医学中心妇产科Edwards报道本病与错构瘤综合征合并，错构瘤女性应进行癌症筛查。

2. B超诊断　见宫腔内有占位性改变，子宫内膜增厚，宫腔内有中强回声或低回声光团，有的有丰富血流信号，大多仅能提示子宫内膜息肉、黏膜下子宫肌瘤或宫腔内病变或腔内异常，影像学均不会确诊。

宫腔镜检查大多也仅能诊断为子宫内膜息肉或黏膜下子宫肌瘤，大多位于子宫体部，也有的位于子宫下段和宫颈。直径为1～4cm不等，呈灰白色，形状不定，基底部宽或有宽蒂，组织脆，血管丰富。

镜下病理诊断时发现肿瘤由增生紊乱的子宫内膜腺体构成，并有明显的结构复杂性和细胞非典型性，细胞非典型性从不明显到非常明显；间质主要由平滑肌构成，也可见鳞状细胞化生，呈“桑葚样”结构，也可见局部腺体增生明显，排列紊乱，融合成筛状结构，也可合并子宫内膜样腺癌。

免疫组化中有的标本中腺上皮的ER、PR阳性，细胞增殖相关抗原（Ki-67）阳性，p53阳性，也有间质细胞结合蛋白、波形蛋白阳性等。

显微镜下本病以混合双向存在的腺体和间质增生为特征。其有高度复杂的腺体结构，占病变的面积达30%以上的非典型息肉样腺肌纤维瘤（或称非典型息肉样腺肌病或腺肌瘤样息肉），提示病变有局部侵袭和复发的可能，但临床进展缓慢，经随诊（平均25.2个月），患者均健在，虽然治疗不彻底可导致病变持续或复发，目前尚未见发展为深肌层或子宫外病变的报道。对希望保留生育功能的女性可以非手术治疗和随诊观察。

鉴别诊断：在子宫切除标本中诊断并不困难，但在刮宫物中，由于组织块中有较多纤维成分，应注意不要误诊为肌层浸润性癌。鉴别要点是与子宫壁细长的平滑肌束不同，本病的肌纤维细胞为短梭形，排列紊乱无序，细胞核较活跃，胞质较少且嗜酸性不如正常平滑肌明显。

总之，本病的病理诊断标准：①腺体周围围绕平滑肌与纤维间质，缺乏子宫内膜样间质；②伴有腺体成分的非典型增生。

本病虽已有近40年历史，但仍属临床少见，医师（临床、影像学、病理科医师）还有不少对其认识不足，极易导致误诊，对诊刮标本，最需要与高分化子宫内膜腺癌鉴别。临床资料参考价值较大，本病多见生育年龄妇女，多伴有不孕史，病灶常位于子宫下段或子宫颈，而子宫内膜癌多发生于老年妇女，病灶以宫底、宫角及子宫腔后壁为主。

3. 治疗　手术治疗是本病的有效治疗方法，手术应结合患者年龄、症状、生育状况及腺体异型等进行个体化处理。

（1）诊断性刮宫及经阴道切除脱出于宫颈外的息肉，但均有病变残留可能，所以有较高的复发率。

（2）宫腔镜手术较上述方法定位准确，切除彻底，无盲目性操作，保留子宫等优点，术后需密切随访和辅以孕激素治疗，主要适合于同时伴有子宫内膜增生或不典型增生者，也有使用LNG-IUS（曼月乐）抑制子宫内膜生长，促使萎缩，也有使用GnRHa治疗，抑制垂体功能，使FSH、LH分泌减少，降低E_2水平，直接抑制子宫内膜化生。但孕激素、曼月乐、GnRHa毕竟是本病的辅助治疗，强调必须严密随访，虽也有复发后再次宫腔镜电切报道，但也有部分病例具有低度恶性潜能，疾病复发或进展后需进一步手术治疗。

（3）本病的处理原则是将病变彻底切除，尤其是对绝经后的患者，可能与子宫内膜癌并存或进展为子宫内膜癌者建议行子宫切除术。

本病是一种良性疾病，但具有恶性潜能，易复发，可恶变或进展为子宫内膜癌。单纯刮宫或宫腔镜下病灶摘除术后复发率高。所以对于年轻有生育要求甚至局灶复杂性非典型增生患者在医患充分沟通下可行宫腔镜手术，术后辅以高效孕激素等治疗，并定期严密随访，必要时行二次宫腔镜检查、刮宫。围绝经期及绝经期患者腺上皮中度或复杂性非典型增生，若反复复发，病灶直径＞4cm，肿块与周围界线不清，血流丰富均提示癌变可能。有与子宫内膜癌并存的风险者，宜选择子宫切除术。

五、息肉样子宫内膜异位症

息肉样子宫内膜异位症最早由Mostoufizadeh和Seully在1980年阐述与命名，不同于传统的腹膜型、卵巢型及深部浸润型子宫内膜异位症。息肉样子宫内膜异位症外观大体表现为单发或多发的息肉样物，临床易误诊为恶性肿瘤，是一种少见和独特的类型，常为个案报道。2004年国外报道了24例。我国2014年有3例、10例的报道，2009～2018年我国又有个案或教例或10例以上的报道，说明临床和病理学医师对此也逐步认识，有报道称此型息肉样子宫内膜异位症也发生在子宫颈后唇、阴道，也有的与子宫内膜息肉、围绝经期子宫内膜息肉、子宫内膜不典型增生并存，所以在子宫息肉（主要是宫颈息肉和子宫内膜息肉）的叙述中也不可遗漏，应引起重视，并作为鉴别诊断的参考。

本病患者年龄有大小（23～78岁），但常见于老年女性，有报道称其与外源性激素应用有关，如与使用三苯氧胺（他莫昔芬）、无拮抗的雌激素、促性腺激素释放激素有关。Parker等定义为浆膜面、黏膜面或子宫内膜异位囊肿内的息肉样物，组织学特征为子宫内膜异位症；有单个或多个病灶，有粗细不一的蒂或宽基与周围组织相连；阴道或子宫颈管赘生物为椭圆形肿物，切面呈灰白色、灰红色，内有大小不同囊腔。按病变发生率高低依次为结肠、直肠、卵巢、子宫浆膜面、子宫颈或阴道黏膜、输卵管、大网膜、阴道旁等，常可累及多个部位。大体表现为息肉样粉红色或灰褐色物，大小不等。镜下为组织形态与发生于子宫腔的子宫内膜息肉相似，均由子宫内膜样腺体及间质成分构成。腺体结构多样，多为囊性或非囊性的单纯性增生，也可有不典型增生；间质细胞类似增殖期子宫内膜的间质细胞，可见出血、纤维化等。免疫组化可见腺体和间质细胞中ER、PR表达阳性，临床和病理学上也应与卵巢子宫内膜腺癌、子宫内膜样腺肌病、纤维瘤、Müllerian腺肉瘤、低度恶性子宫内膜间质肉瘤相鉴别。

辅助诊断中CA125可有升高，超声提示病变部位呈囊性，囊内为细密光点或囊实混合包块，病灶血液信号较少或无，MRI也有助诊断或鉴别，但均不典型。

治疗以手术为主，预后良好，属良性疾病，但也应注意有无合并广泛累及或合并不典型增生、腺癌、多发源点恶变等时又要另作别论。

（石一复　李娟清）

第二节　恶性子宫内膜息肉瘤样病变

一、子宫内膜癌

常合并有息肉和多发性息肉或有息肉样改变。若位于近子宫内口和颈管，应注意与原发性宫颈内膜腺癌区分。

因两者手术范围不同，诊刮时采取分段刮宫，注意观察肿瘤周围的正常组织和分化方向，是否混合有更典型的内膜分化图像等可提示发病部位。

免疫组化P16、CEA、Vimtin、ER、PR和组织化学AB/PAS染色也有助诊断。

二、浆液性癌

浆液性癌又称为浆液性乳头状癌或子宫乳头状浆液性癌，属Ⅱ型子宫内膜癌，侵袭性强，子宫内膜有时肉眼正常或呈息肉状，甚至萎缩。肿瘤具有侵袭淋巴管倾向。

三、子宫内膜间质肿瘤

本病少见来自异位子宫内膜，可分为内膜间质结节、子宫内膜间质肉瘤和未分化子宫肉瘤。

四、黑斑息肉综合征

黑斑息肉综合征（Peutz-Jeghers syndrome，PJS）是一种罕见的常染色体显性遗传病，是一种以口腔、四肢黏膜黑斑、胃肠道多发息肉为典型特征的罕见病。常并发多系统肿瘤，在女性患者中容易合并宫颈微腺癌、腺癌、卵巢癌、乳腺癌、子宫内膜息肉等相关的肿瘤和疾病。卵巢癌中有卵巢环状小管性索肿瘤、颗粒细胞瘤、性母细胞瘤、Sertoli-Leydig细胞瘤等。多脏器息肉中子宫内膜息肉也为其中之一，属非功能性子宫内膜息肉伴不典型增生，常有不规则阴道出血、月经异常等。PJS合并子宫内膜息肉及子宫内膜癌的报道少见，也无法完全判断PJS是子宫内膜息肉恶变的危险因素。

PJS典型的病理特征是平滑肌起源于黏膜肌层，像网状延伸至息肉的黏膜下层。发病原因可能和*LKB1/STK11*基因突变有关。遗传基因缺失发生在上述基因短臂的19号染色体（19p13.3）。

妇科临床常见月经过多、不规则阴道出血、阴道排液、性交后出血，也有腹痛、便秘、皮肤黏膜色素沉着等。胃肠道常有多发息肉。

目前尚无较好的治疗方法，主要是内镜息肉电切、妇科手术及靶向基因治疗。暂无防治PJS相对有效的药物。PJS合并妇科相关疾病暂按妇科相关疾病治疗。监测和随访较为重要，以及早期治疗。妇科医师应提高对该疾病的认识。

五、中间型妊娠滋养细胞肿瘤中的胎盘部位

妊娠滋养细胞肿瘤（PSTT）有子宫内膜息肉型，年轻未生育者可刮宫以尽量去除息肉，予以化疗等保留子宫、保留生育功能的治疗。

（石一复　李娟清）

第 14 章
子宫内膜息肉的临床表现

子宫内膜息肉是妇女常见的妇科病，以不规则阴道出血为其主要临床表现，是不孕的原因之一，也是异常子宫出血（AUB）中常见和需鉴别的疾病之一。子宫内膜息肉是慢性子宫内膜炎的另一类型，即炎性子宫内膜局部血管和结缔组织增生，形成蒂性息肉状赘生物突入宫腔内，息肉大小和数目不一，多位于宫体部。

本病可发生于青春期后任何年龄，但常见于35岁以上的妇女。单发较小的子宫内膜息肉常无临床症状，往往由于其他疾病切除子宫后经大体标本检查时始被发现，或在诊断刮宫后得出诊断。

一、不规则阴道出血

出现症状的子宫内膜息肉妇女大多数表现为子宫异常出血，对于绝经前妇女，近期这种情况已被分类为AUB-P（息肉因素性子宫异常出血）并被FIGO所认可。绝经前子宫异常出血的妇女中10%～40%可发现子宫内膜息肉，并且症状轻重与息肉的数量、直径及位置无关。

月经失常和绝经后阴道出血是EP的主要临床症状，在绝经前表现为月经紊乱、经量增多、经期延长、经期间歇性出血和药物流产及刮宫后持续子宫出血，绝经后表现为不规则阴道出血，出血量时多时少，淋漓不净。资料显示，68.9%的患者有阴道出血，31.1%的患者无症状，为偶尔发现。多发性弥漫型子宫内膜息肉常见月经过多及经期延长，此与子宫内膜面积增加及内膜过度增生有关，表现为经间出血、月经过多或绝经后子宫出血。

在绝经后的妇女中发病率要高得多。绝经期妇女子宫内膜息肉的恶性或癌前病变的发生率为2%～10%。绝经前或绝经后妇女应切除有症状的息肉，有证据表明，手术后症状有所改善，老年妇女宫颈息肉恶变发生率高，36.7%的发生在绝经后，高峰年龄为50岁，即围绝经期发病率最高，70岁后少见。绝经后子宫内膜息肉相对其他不同年龄段妇女的子宫内膜息肉恶变率高，因此对绝经后阴道出血，年龄≥60岁，伴有高血压、糖尿病或有服用三苯氧胺史的妇女应行宫腔镜诊治及病理学检查。

有无妇科或内科合并症，若同时合并妇科内分泌失调、子宫内膜增生、放置宫内节育器（尤其是带有尾丝者）、子宫肌瘤、子宫腺肌症、子宫内膜异位症、有孕激素替代治疗、肥胖、体重指数高、凝血功能障碍者等均容易引起不规则阴道出血。

子宫内膜息肉的阴道出血时应注意以下有关因素：

在异常子宫出血（AUB）的分类中有一种诊断为“AUB-P”，指的是子宫内膜息肉造成的异常出血，在不孕门诊中也常见到B超发现的子宫内膜息肉。另有一部分患者无明显症状，可在体检或其他疾病检查中发现。

1. 阴道不规则出血的发生率　通常可为60%～70%，各家报道不一，大多由息肉引起，若合并有凝血功能异常，乳腺癌后服用三苯氧胺（他莫昔芬）者尤应注意。

2. 年龄因素　因本病多见于育龄期或绝经期妇女，所以不规则阴道出血者为多。若有其他息肉样病变者则不同年龄均可发生。

3. 息肉的数目　单发性或多发性息肉与不规则阴道出血关系不大。

4. 息肉所在部位　如位于子宫角、前壁、后壁、下段、侧壁、近子宫颈内口等与不规则阴道出血关系不大。

5. 息肉大小　与异常子宫出血（临床表现为异常阴道出血）有关，随息肉增大，其与异常子宫出血和异常阴道出血的相对关系密切。息肉增大可压迫周围子宫内膜，致内膜对激素反应不一致，不能随月经周期性脱落，易致不规则阴道出血。

6. 有无三苯氧胺（他莫昔芬）服药史　乳腺癌长期服用本药者。

因此，要结合病史询问并进行相关检查。B超检查有时也可提供信息参考，可追踪息肉位置及蒂的粗细和长短，了解息肉来自宫颈管或子宫内，但对小的子宫颈息肉意义不大。

二、白带增多、异常，阴道流液

因组织增生、刺激或继发感染等常会出现这种临床表现。大型息肉或突入宫颈管的息肉易继发感染、坏死，而引起不规则出血及恶臭的血性分泌物，息肉感染、出血、坏死，反复阴道不规则或发生病变者也易致感染而阴道流液、出血等发生，互为因果。

黑龙江中医药大学附属第一医院刘晶等报道了1例未婚女性巨大宫颈息肉，23岁未婚，脑瘫患者，无性生活，发现有组织自阴道内脱出，MRI扫描见子宫正常大，子宫内膜无特殊，宫颈下方见圆形异常信号，7cm × 5.5cm × 5.5cm，信号不均匀，内见高信号，边界清。在麻醉下检查见阴道内巨大赘生物，质软，外观呈葡萄粒状。后做宫颈赘生物切除术，病理报告宫颈炎性息肉伴广泛鳞化和腺囊肿。考虑该病例因患脑瘫智障，卫生状况不良，生活不能自理，不能及时清洁外阴及注意经期卫生，长期使用紧身、化纤内裤，护理不当，长期外阴阴道炎症诱发宫颈息肉发生。

三、腹痛

腹痛常见于息肉较大者。罕见的症状为当息肉达一定体积会引起反射性收缩，息肉会被挤压到宫颈，甚至会完全排出宫颈显露于宫颈外口，甚至阴道。在引起子宫反射或被挤出宫颈时，会引起不同程度的疼痛症状。大息肉可出现出血、坏死，也易致阴道分泌物增多或有恶臭味等。

四、不孕

不孕妇女子宫内膜息肉的发病率似乎增加。一个大型的前瞻性试验中包括1000例进行体外受精不孕妇女，子宫内膜息肉患病率为32%。不孕妇女中子宫内膜息肉的高患病率表明子宫内膜息肉与不孕存在因果关系。然而，子宫内膜息肉与不孕的因果关系似乎在一个随机试验中已经被证实。

子宫内膜息肉影响受孕的机制尚不完全清楚。子宫内膜息肉作为“异物”可影响子宫收缩，加之息肉由于蒂部较狭窄，易导致息肉本身血循环不足而引起变性、坏死、出血，而且息肉表面由脆弱的子宫内膜覆盖，易发生溃疡或炎性病变而异常出血；异常出血则可影响受精卵着床和发育；或位于宫颈管、输卵管口前的息肉影响精子通过，影响了精子的上行，从而导致不孕。另外，子宫内膜息肉因缺乏孕激素受体而丧失对孕激素的反应，息肉部位的增生期子宫内膜不能转化为分泌期内膜，以致影响受精卵着床导致不孕。EP切除后，妊娠率可增加。

五、子宫增大或宫颈增大

尤其是合并子宫内膜增殖症、子宫肌瘤、子宫腺肌症、子宫内膜异位症或子宫其他瘤样病变时，子宫可有不同程度增大。若息肉累及或向宫颈管延伸，则宫颈也可有不同程度增大，宫颈外口不同程度开张，甚至宫颈管内息肉可引起宫颈管扩张并脱出外口。肉眼可见赘生物或超声检查可有图像改变。

六、相关疾病

子宫内膜息肉可以单独存在，也可伴随其他疾病存在。国内外学者对与子宫内膜息肉相关的疾病进行了大量研究。Kim等应用宫腔镜检查评价子宫内膜异位症（endometriosis，EM）患者EP的发生率，发现不孕妇女如果合并EM，EP的发生率为46.7%，如果不合并EM，EP的发生率仅为16.5%，两者差异有显著性。提示EM与子宫内膜息肉的发生密切相关。对EM和子宫内膜息肉之间有无内在联系的研究表明，EM患者的在位内膜中，ER、PR含量及染色强度与正常妇女的子宫内膜不同，EM患者的在位内膜ER表达呈周期性，以增殖期最高，PR表达则无周期性变化，PR相对不足，这可能是EM患者发生EP的原因之一。而对于另一种雌激素相关性疾病——子宫肌瘤，研究发现子宫肌瘤并不增加EP的发生率，子宫肌瘤患者约有7.78%合并子宫内膜息肉。一般认为绝经后发现的子宫肌瘤可自行萎缩，但绝经后EP有可能发生恶变，因此绝经后子宫肌瘤合并EP的患者，在选择期待方法时，要先排除子宫内膜息肉的恶变。

七、恶变

有资料显示约70.3%的EP是良性的，11.4%～25.7%的有单纯性或复杂性增生，3.1%的有不典型增生，恶性占0.8%。因此，有些学者认为EP属癌前病变。子宫内膜息肉癌变后多为子宫内膜样腺癌。癌变率与年龄明显相关，围绝经期和绝经后可达10%～15%，大的息肉（＞1.5cm）、TAM服用者及伴高血压患者的息肉较易发生癌变。

子宫内膜息肉恶变征象：宫腔镜下具有子宫内膜不规则纡曲生长，呈棉花团样，质脆易出血，可见不典型扭曲血管。病理组织学上表现为复杂性增生伴不典型增生，子宫内膜及腺体密度增加，伴有细胞及细胞核的异型增生，如原位腺癌。

长期服用三苯氧胺引起的子宫腔内膜息肉均应被完整切除，送病理检查。若息肉易合并恶变（恶变率高于一般人群），其也有转化为中胚层恶性肿瘤的风险。

（林晓华　石一复）

第 15 章
子宫内膜息肉的诊断和鉴别诊断

第一节　子宫内膜息肉的诊断

子宫内膜息肉是妇科的常见疾病之一，常发生于育龄期和围绝经期女性，患有该病的女性常会出现异常阴道出血、腹痛及不育等情况。

本病的主要症状为月经量增多或不规则子宫出血；宫颈口处看到或触及息肉，子宫体略增大；做宫腔镜检查或分段诊刮，将取出的组织或摘除的息肉送病理检查，可以明确诊断，并可与功能失调性子宫出血、黏膜下子宫肌瘤及子宫内膜癌等鉴别。

一、病史

有月经异常，不规则阴道出血，不孕，有子宫炎症或创伤史等者，经一般治疗无好转者应注意有无本病的可能，尤其是不孕或有反复流产史者，或有两次以上IVF-ET失败者均应进一步检查，确定有无本病存在的可能。应做如下询问：

①有急性或慢性子宫内膜炎病史；②月经失调如月经过多，经期延长，经间期出血，痛经等；③原发性或继发性不孕；④有病理妊娠史如流产和死胎史；⑤子宫正常或轻度增大，伴有下腹坠痛、白带增多、性交后出血、绝经后阴道流血等症状。

二、诊断性刮宫

此为盲目性操作，残留率、复发率高，也有组织破碎或取材不当等影响病理诊断或难以进行组织学诊断。

在超声监护下刮宫较完全盲目性操作安全。用“小勺子”在宫腔内刮出东西做检查，由于成本较低，有些基层医院会考虑使用。但该方法不能直接观察到宫腔内部，因此操作不准确，对局部较小而软的息肉束手无策。盲目扩张、刮宫不宜用于子宫内膜息肉的诊断，但可考虑与超声联合使用，有报道称准确率可达到90%。

盲目扩张、刮宫或子宫内膜活检对于诊断子宫内膜息肉是不准确的。与宫腔镜引导下活检相比，盲检的敏感性低至8%～46%，阴性预测值为7%～58%，因此该项技术不应用于诊断。

诊断性刮宫是宫腔镜未普及之前常用的一种方法，现已少用。

三、探针探查

用探针探查子宫内口处有无息肉样赘生物，仅在门诊或基层单位无设备器械条件时严密消毒下试用。

四、宫腔镜检查

宫腔镜息肉切除作为诊断和治疗性干预是有效且安全的。宫腔镜去除息肉的方法各式各样，但是这些方法却没有基于疗效或成本的比较研究，方法的选择与临床医生的培训和熟练度有关。

本方法可全面检查子宫腔、子宫颈管的情况，同时必要时可及时在直视下确定或对可疑病灶做组织活检和病理检查，有诊断和治疗作用。

宫腔镜用于子宫内膜息肉的诊断时应注意看清输卵管的宫腔开口、息肉的质地、基底部大小及子宫内膜连接交界处。注意邻近的子宫内膜，对区分功能性息肉和增生性息肉至关重要；观察息肉表面浅表血管变化，提示可能发生不典型改变；还要在检查时根据病史、宫腔镜下所见与子宫肌瘤、子宫腺肌症、米勒管畸形等进行鉴别，当然最后以病理诊断为准。

宫腔镜检查时对子宫内膜息肉宫腔镜所见也要进行鉴别，根据宫腔镜所见子宫腔内赘生物的形状、表面状况、色泽、血管分布、覆盖内膜、基底大小和宽度等可以区分子宫内膜息肉与子宫黏膜下肌瘤。

1. 息肉可从子宫壁的任何部位以任何角度向子宫腔内生化、突出，也可见子宫颈管息肉，也有位于子宫角部而堵塞输卵管开口的息肉。息肉直径以0.5～2cm居多，可为单发或复发。息肉通常不易像子宫内膜碎片随膨宫液的流动而有一定方向摆动，也不像子宫黏膜下肌瘤那样相对固定。若息肉的蒂细化，则也可有摆动，使用摆针触动息肉易被推动，且根据软硬度感知其质地柔软，有触动，子宫黏膜下肌瘤有坚实感。息肉形态多样，呈卵圆形、圆锥形、不规则形等，个别可有如表面有不典型的菜花形，应特别引起重视，有高度恶变可能。息肉表面血管大多纤细，走向清晰。息肉多数有粗细或长短不一的蒂，也可见息肉表面顶端有出血、坏死或呈现带红的紫褐色，也可能是有陈旧性出血未被吸收，若有感染则充血明显，表面有灰白色或淡黄色脓痰样覆盖。

2. 子宫黏膜下肌瘤也从子宫壁长出，可分为有蒂子宫黏膜下肌瘤或无蒂子宫黏膜下肌瘤，有蒂者其蒂比子宫内膜息肉的宽大和粗，无蒂者突出于子宫腔，表面覆盖子宫内膜，位置固定，摆针触之不易推动，质硬，突向宫腔部位，常为不同大小的圆形或球状突起，随病程长短，本身发展和生长快慢而突向宫腔大小不一，表面子宫内膜厚薄、色泽变化也与周围内膜变化基本相似，表面血管分布清晰可见，比子宫内膜表面纤细血管更为粗大而明显。

3. 子宫内膜褶皱易被误认为子宫内膜息肉，常见于宫腔镜检查时膨宫液量少或压力不大时，子宫腔未被膨胀；也常见于子宫颈口松弛，膨宫液外漏较多致膨宫不全，也见于子宫内膜增生期，月经中期分泌期的子宫内膜或服用大剂量孕激素的治疗期的子宫内膜，所以检查前病史应询问清楚，以避免误诊。通畅膨宫完全时，随膨宫压力增加，增生早期的子宫内膜皱褶可被展平而消失，原看似息肉状突起稍展平或变形，但不完全消失，而息肉则无以改变。

4. 自然流产或人工流产有胚胎组织残留时，可见绒毛蜕膜或和血块混合一起呈黄褐色或暗褐色的赘生物样突出于宫腔，形态不整。

5. 绝经后子宫内膜息肉常位于子宫腔底部，蒂较细长，深紫红色，其顶部蒂有部分组织出血坏死，易被疑为子宫内膜癌。

6. 间质假性蜕膜化：临床表现为阴道有不规则点滴出血，阴道B超见子宫腔内有突出赘生物，呈息肉样表现。宫腔镜检查见子宫腔内子宫后壁息肉，电切镜下取（分泌期中期）10～13mm长的条状内膜标本，活检病理证实为间质假脱膜化，可见临床或超声和宫腔镜诊断时易有误诊，最后确诊仍靠病理诊断。

7. 微小息肉：＜2mm的息肉。

无论对于绝经前还是绝经后女性，宫腔镜是诊断和治疗内膜息肉的金标准。建议行宫腔镜息肉切除术的同时诊刮内膜，以除外子宫内膜增生、子宫内膜癌。

五、超声检查

超声检查是个简便、快捷、无创的检查，在妇产科应用十分普遍。它可以清楚地显示息肉的大小、位置及与周围组织的关系，还可以发现盆腔的其他病变。

常用的为二维阴道超声，其敏感度为19%～96%，特异度为53%～100%，常因息肉较小或宫腔粘连、子宫内膜增生等影响其准确性，但超声检查较宫腔镜检查为真正无创，而宫腔镜检查为微创，是最常用的器械检查宫腔内息肉且可多次复查的方法。使用甚为普遍，几乎是基层医疗单位均可使用的常规检查方法之一。

超声检查还有采用经阴道的三维超声检查，因为二维超声对于直径小于1.5cm的息肉可能漏诊，而三维超声检出率则明显提高。做超声也要选择合适的时机，观察子宫内膜息肉的最佳检查时间是月经干净后3～5天，此时子宫内膜薄，能更好区分到底是子宫内膜息肉还是子宫内膜增生，重复做超声也有助于辨别，但最终确诊还是需要组织病理学检查。

有些患者在合适时间没空去做超声，索性就推迟几天才去做检查，以为耽误几天没关系。其实不建议这样做，因为子宫内膜在整个周期是动态变化的，越来越厚，时间推迟了可能会掩盖子宫内膜息肉的情况，或者使内膜息肉层次、结构变得模糊不清，还不如在下一个月经周期再去做检查。

三维，生理盐水宫腔超声造影（SIS）等，经阴道子宫声学造影技术(sonohysterography，SHG)：通过宫腔内灌注造影剂膨胀宫腔，增加组织间声阻差异性，以宫内无回声区作为对照，显示子宫内病变特征的一种检查方法。虽然有作者认为本法优于单纯阴道B超检查子宫内膜息肉，与宫腔镜检查的准确率相似，但操作时需由宫颈管置入导管，充盈水囊，膨胀宫腔可能会出现扩张不佳、水囊遮挡等影响子宫内膜息肉的检出，也可因流动的造影剂及充盈的水囊给检查者带来的痛苦。本法实际临床应用也不多，总不及阴道超声检查和宫腔镜检查为佳。另详见影像学诊断本病的章节。

在诊断子宫内膜息肉方面TVUS与宫腔镜引导下活检相比，其敏感度为19%～96%，特异度为53%～100%，阳性预测值为75%～100%（PPV），阴性预测值（NPV）为87%～97%。Ⅰ级证据的缺乏可能解释这种大范围的数据，以及描述少数患者的研究。在一个单一的、大范围的Ⅱ-2级水平的研究中已被报道的TVUS的敏感度、特异度、阳性预测值和阴性预测值分别为86%、94%、91%和90%。

彩色或能量多普勒的应用可分别提高阴道超声的诊断能力。彩色多普勒可显示典型的单一供应子宫内膜息肉血管的血流信号。据报道，功能多普勒提高有无症状的子宫内膜息肉患者敏感度分别为91%和97%。彩色多普勒应用到灰度TVUS 以确定供应血管的存在，特异度和阴性预测值（NPV）可分别增至为95%和94%。基于阻力指数、搏动指数或尺寸的基础上，有限的数据支持彩色或功能多普勒有助于增生分化和恶变息肉的检出，其对于息肉的组织学分级检出率无差异。因此，怀疑息肉恶变时，多普勒检查是不能代替息肉术后病理的。

于月经第10天常规行经阴道超声（TVU）检查有助于检出子宫内膜息肉。阴道超声检查易清楚显示子宫内膜息肉的部位、大小、个数等，比腹部超声检查为好。

子宫内膜息肉超声检查也有一定的误诊。要求临床医师在书写超声申请检查单对有无主要病史，如年龄，月经史，放置宫内节育器否，有无合并子宫腺肌症，有无特殊服药史（如他莫昔芬、激素替代治疗等）均宜填写清楚；超声医师也应对以上情况了解询问，以防误诊或漏诊，必要时建议复查等。

超声可判断子宫内膜厚度，内膜形态，预测是否有息肉。

超声下典型息肉：在宫腔内边界清楚，回声均匀的中、高回声病灶内部可因腺体扩张而形成囊性结构。

不孕者的内膜息肉常是小而密集光点，或位于输卵管开口处。不孕者增生中期超声下内膜厚度对预测内膜息肉有一定价值。

六、子宫输卵管碘油造影术

在B超未普遍使用前，子宫输卵管碘油造影术（HSG）是诊断子宫内膜息肉的主要方法，在现今对于不孕不育患者，本法在了解有无输卵管因素不孕的诊断中仍常用，在检查子宫腔及相关病变时也可发现有无子宫内膜息肉。

七、磁共振检查

对软组织病变磁共振检查尤为适宜，但因设备条件、费用等通常很少专门做此检查。

八、CT 检查

由于射线、设备、费用等因素，对于子宫内膜息肉患者，很少使用CT检查，与上述MRI一样，很少会对此病专门进行此检查，否则似有大材小用，因此CT检查不是真正用于本病诊断的最佳措施，应从实际出发。

九、息肉体积测量法

Bonferroni校正法：统计学中一般以0.05或0.01作为判断标准。在多重比较中，Bonferroni是以t分布作为检验分布，若多重比较以0.05作为小概率的话，再次比较就会有5%的同一型错误可能。Bonferroni中，将小概率0.05或0.01除以比较次数n，作为判断显著性的小概率，这样多重比较总的一型错误发生概率不会超过0.05或0.01。息肉的平均直径由息肉三维径线计算而来，息肉生长率是指息肉平均直径的每年改变百分数。非参数检验和Fisher确切概率法

（以均数±标准差表示）用于比较不同人口学特征妇女的息肉平均直径和息肉生长率。作者用Bonferroni法以校正多重显著性检验带来的误差，显著性差异的P值＜0.002 9（共17项检验）。

十、自由解剖成像结合 VCI 对子宫内膜息肉诊断

先常规二维阴道超声探查子宫、附件、盆腔，再启动三维成像，采集数据，应用Omni View结合VCI技术行三维重建，然后在子宫内膜冠状切面对病灶进行观察、分析和诊断，实际是根据传统三维超声技术发展的Omni View和VCI技术，可提取容积数据的任何切面，可精确显示子宫内膜及息肉基底部内膜线完整性、息肉的整体形态、与子宫内膜和肌层关系等。但目前临床应用少，超声医师也未能普遍使用，仅为诊断方法的一种探索，有待进一步积累病例和相关临床资料，以更简便、省时、能普遍使用。实际二维超声和三维超声对子宫内膜息肉的诊断各有其特点。

十一、病理组织检查

确诊需要病理诊断。对明确送检组织是否是息肉、其组织类型及有无恶变等十分重要，也是确诊的依据，必不可少。送检组织必须足够大，如送检组织破碎，则影响诊断甚至无法诊断。临床医师息肉摘除后必须送检，若无病理诊断条件，则应将息肉组织用10%福尔马林或95%乙醇浸泡在小瓶或可封闭的塑料袋内送至有病理科的医院进行病理检查，切勿随便丢弃，必须有病理组织学检测的观念。

诊断子宫内膜息肉的最佳方法是宫腔镜检查+病理组织检查，先是在宫腔镜下可以发现病变部位，然后钳夹出组织，在显微镜下观察确诊。

上述各种诊断方法都有其优势、劣势，具体情况要具体分析。

（石一复　林晓华）

第二节　子宫内膜息肉的鉴别诊断

一、子宫内膜息肉宫腔镜所见和鉴别

根据宫腔镜所见子宫腔内赘生物的形状、表面状况、色泽、血管分布、覆盖内膜、基底大小和宽度等可以区分子宫内膜息肉和子宫黏膜下肌瘤。

1. 息肉可从子宫壁的任何部位以任何角度向子宫腔内生化、突出，也可见子宫颈管息肉。也有的位于子宫角部而堵塞输卵管开口。息肉直径以0.5～2cm居多，可为单发或为复发。息肉通常不易像子宫内膜碎片随膨宫液的流动而有无一定方向摆动，也不像子宫黏膜下肌瘤那样相对固定。若息肉的蒂细化，则也可有摆动，使用摆针触动息肉易被推动，且根据软硬度感觉质地柔软与触动，子宫黏膜下肌瘤有坚实感，决然不同。息肉形态多样，有呈卵圆形，圆锥形、不规则形等，个别可有如表面有不典型的菜花型，应特别引起重视，有高度恶变可能。息肉表面血管大多纤细，走向清晰。息肉多数有粗细或长短不一的蒂，也可见息肉表面顶端有出血或坏死或呈现带红的紫褐色，也可能是有陈旧性出血未被吸收，若有感染则充血明显，表面有灰白色或淡黄色脓痰样覆盖。

2. 子宫黏膜下肌瘤也有从子宫壁长出，可分有蒂或无蒂之分，有蒂者蒂相对比子宫内膜息肉为宽大和粗，无蒂者突出于子宫腔，表面覆盖子宫内膜，位置固定，摆针触之不易推动，质硬，突向宫腔部位，常为不同大小的圆形或球状突起，随病程长短，本身发展和生长快慢则突向宫腔大小不一，表面子宫内膜厚薄色泽变化也与周围内膜变化基本相似，表面血管分布清晰可见，比子宫内膜表面纤细血管为粗大而明显。

3. 子宫内膜褶皱易被误认为子宫内膜息肉，常见于宫腔镜检查时膨宫液量少或压力不大时，子宫腔未被膨胀；也常见于子宫颈口松弛，膨宫液外漏较多致膨宫不全，也见于子宫内膜增生期，月经中期分泌期子宫内膜或服用大剂量孕激素的治疗期，所以检查前病史应询问清楚，以避免误诊。通畅膨宫完全时，随膨宫压力增加，增生早期的子宫内膜皱褶可被展平而消失，原看似息肉状突起稍展平或变形，但不完全消失，而息肉则无以改变。

4. 自然流产或人工流产有胚胎组织残留时，常可见为绒毛蜕膜成分和血块混合一起呈黄褐色或暗褐色的赘生物样突出于宫腔，形态不整。

5. 绝经后子宫内膜息肉常位于子宫腔底部，蒂较细长，深紫红色，其顶部蒂有部分组织出血坏死，易被疑为子宫内膜癌。

6. 间质假性蜕膜化。

7. 微小息肉。

二、异常阴道出血中子宫内膜息肉鉴别

绝大多数阴道出血来自子宫，包括青春期前、育龄期及绝经后子宫。2011年国际妇产科联盟（FIGO）针对育龄期非妊娠女性提出了异常子宫出血（AUB）的概念，并根据不同的病因进行了新的分类——PALM-COEIN系统。中华医学会妇产科学分会妇科内分泌学组在2014年也根据上述标准制订了我国的AUB诊

治指南。

所谓的PALM-COEIN系统，具体为：子宫内膜息肉所致AUB（AUB-P），子宫腺肌病所致AUB（AUB-A），子宫肌瘤所致AUB（AUB-L），子宫内膜恶变和不典型增生所致AUB（AUB-M），全身凝血相关疾病所致AUB（AUB-C），排卵功能障碍相关的AUB（AUB-O），子宫内膜局部异常所致AUB（AUB-E），医源性AUB（AUB-I），未分类AUB（AUB-N）。接诊时候要根据上述分类进行不同的鉴别和处理。子宫内膜息肉常有月经量多，月经异常，各种不规则阴道出血或绝经后阴道出血。所以对此均要考虑和排除子宫内膜息肉可能。

三、超声对子宫内膜息肉的鉴别

1. *黏膜下子宫肌瘤*　鉴别要点一是肌瘤形状圆，息肉为水滴状；二是肌瘤回声可有衰减，息肉无衰减；三是黏膜下肌瘤致内膜基底层变形或中断，息肉则内膜基底层完整无变形。

2. *子宫内膜增生过长*　内膜表现为均匀增厚，双侧内膜对称，宫腔线居中。

3. *宫内早早孕*　内膜息肉内由于局部水肿坏死积液，回声发生改变时，形成类似早期妊娠囊的结构，应仔细询问病史加以鉴别。

4. *子宫内膜癌*　鉴别的关键是内膜普遍回声不均，彩超检查对鉴别子宫内膜息肉与内膜癌和内膜息肉恶性变有帮助，可显示癌变内膜及肌层受浸润处有丰富的彩色血流信号，并可测及异常低阻力型动脉血流频谱，阻力指数低于0.4。

经阴道超声检查对子宫内膜息肉的检出率较经腹超声明显提高，虽然还有较大的误诊漏诊率，但目前还是诊断子宫内膜息肉的首要方法。

四、子宫内膜息肉瘤样病变的鉴别

参阅本书“子宫内膜息肉瘤样病变”（包括良性和恶性病变）章节。

（石一复　李娟清）

第16章 子宫内膜息肉的治疗

第一节 概　述

子宫内膜息肉治疗的目的是摘除息肉、消除症状及改善妊娠结局。

国际妇产科联盟（FIGO）指南中治疗推荐：对于小的、无症状的息肉，非手术治疗是合理的（A级）；目前不推荐药物治疗息肉（B级）；宫腔镜息肉切除术仍然是治疗的黄金标准（B级）；不同的宫腔镜息肉切除术临床预后没有显著差异（C级）；绝经后有症状妇女应切除息肉并进行组织学评估（B级）；基于其微创性，低成本及相对低手术风险（C级），宫腔镜切除术好于子宫切除术；对于患有息肉的不孕妇女，手术切除息肉有助于自然受孕或提高辅助生殖技术的成功率（A级）。

结合息肉大小、临床症状、生育要求等多方面因素，治疗方式是多样的。非手术治疗包括期待疗法和药物治疗。研究显示约25%息肉可自行消退，长度小于10mm息肉更容易消退，因此对于息肉较小、无症状的患者可不进行处理。有患者问药物治疗息肉的作用怎么样，总体来说药物治疗在停用药物后会复发，而且价格相对昂贵及其不可忽视的副作用等原因，目前并不推荐。还是手术治疗更加可靠。

一、期待观察

期待观察才是正确和符合实际情况的，而现今期刊、教材、专著和讲义等均称“期待治疗”实为不妥，建议称为“期待观察”，因为期待或期待观察期间仅为观察疾病的变化，如好转、维持原状或进展，而未使用任何治疗。所以，不能称呼“期待治疗”。

期待观察适用于直径＜1cm的功能型息肉且无症状的部分育龄期女性患者。因其来源于成熟的子宫内膜，可随体内性激素的变化发生周期性改变，有可能随月经血脱落，1年内自然消失率约为27%，恶变率低，可给予期待观察。

子宫内膜息肉期待观察后的增长率相差很大，不容易被精确预测。告知女性患者单个息肉的生长模式是难以预测的，然而，少数息肉确实能够自行消退。息肉生长率与随之出现的异常子宫出血间无必然关联。协和医院李文慧、邓姗翻译伦敦大学学院医院妇科学系资料表明，112位子宫内膜息肉患者，期待观察的中位时间为22.5个月（范围为6～136个月）。子宫内膜息肉的年生长速率中位值为1.0%（四分位范围，−6.5～6.5）。患者人口学特征、息肉形态学与息肉生长率间无明显关联。75名女性中有11位[15%（95% CI 6.9%～23.1%）]最初并无异常子宫出血，在随访过程中出现了异常子宫出血。息肉生长率与随后出现的异常子宫出血并无明显关联（P=0.397）。112位女性中有7位[6.3%（95% CI 1.8%～10.8%）]在未接受任何治疗情况下内膜息肉退化消失，中位随访时间为28个月（范围为9～56个月）。息肉的自然消退多发生于绝经前女性（P=0.016）及诊断时即有异常子宫出血的患者（P=0.004），然而多重比较校正后，差异未达到统计学显著性。

鉴于此，通过超声常规监测无症状息肉并无益处，鼓励妇女阐明临床症状再决定是否需要治疗方面更有价值。息肉消退可能更多发生于绝经前女性，同时不太好解释的是本研究中有异常子宫出血的息肉似乎比无出血者更容易消退，很有可能跟样本量不足有关，需要进一步研究验证。毕竟合并异常子宫出血的患者出现恶性病变的概率比无症状者高，所以对此类患者还是不能轻率地选择观察。

有研究显示，高达25%的小于10mm的息肉可以自然消退。Salim等发现，子宫内膜息肉的大小与消退的可能性相关，与约10.7mm的息肉相比，长度约15.1mm的息肉不太可能在1年内消退，表明较小的子宫内膜息肉在1年后更容易自发消退。而且由于年轻女性息肉恶变率很低，尤其是小于10mm的息肉恶变率非常低，根据患者的健康状况和心理状态评估，非手术治疗是可行的。因此，对于有异常子宫出血或腹痛等症状的患者应该行宫腔镜下息肉切除术。如果没有临床症状，可以选择非手术治疗，定期随访监测息肉大小。

二、非手术治疗

非手术治疗包括止血，抗炎，激素类药物，中医中药，左炔诺孕酮宫内节育系统（LNG-IUS），保守性手术，主要指非切除子宫的各种手术。

1. *非典型子宫腺瘤样息肉*　首选的治疗是子宫切除术。对麻醉有高危，有生育要求的年轻患者，也有采取I期子宫内膜癌的保守治疗修正建议，可运用新型四步电切术：第一步切除病灶，第二步切除病变邻近子宫内膜，第三步切除病变下的肌瘤，第四步进行子宫内膜活检，术后1个月、3个月和6个月分别随访，排除病变未完全切除和复发，再分别处理。

2.*息肉局部不典型增生的保守治疗*　再三强调本病一线治疗方案应是子宫切除术，如息肉基底部和周围的子宫内膜息肉没有病变，病变非多发性，则子宫内膜息肉电切术是保守和微创治疗的好方法。对围绝经期及无生育要求者，采用子宫内膜剔除术既可诊断疾病，又可起到预防作用，也不失为一种合适的方案。对有生育要求的育龄妇女，任何局灶性不典型增生的息肉都可采用非手术性治疗，切除息肉，邻近的子宫内膜也应切除送检，可用激素治疗，同时严密随访。

青少年子宫内膜息肉患者伴有痛经时可用解痉对症治疗，一般不用内分泌治疗，以免干扰月经周期。如月经量多，频发引起贫血，可于月经周期第16～25天口服孕激素，如无效则服用雌激素及6-氨基已酸止血。仍无效可考虑用小儿刮匙或吸刮匙刮宫，刮出物送检。息肉可由刮宫而获得。

三、手术治疗

为完全整个子宫内膜息肉治疗的内容和各个方面，所以本节仍将手术治疗原则性的问题进行简单介绍，有关手术治疗内容详见本章第三节“子宫内膜息肉手术治疗”。

息肉直径＞1cm有症状的患者推荐宫腔镜下子宫内膜息肉切除（TCRP）或刮宫。TCRP需切除息肉下方部分基底层和周围部分内膜，如合并其他异常如子宫纵隔可一并处理。年轻未生育女性可行宫腔镜下息肉摘除术。

刮宫术主要在盲视下操作，是既往治疗子宫内膜息肉的主要方式，但不易刮到宫底及两侧宫角部，故残留率和复发率可高达50%～60%。

无生育要求、多次复发的患者可采取子宫内膜切除术或子宫内膜消融术。伴子宫内膜不典型增生或者恶变风险大者可采取子宫切除或放置LNG-IUS。

子宫内膜息肉常见于肥胖型PCOS不孕患者，其治疗原则为纠正生殖内分泌和代谢紊乱等综合治疗，找时机促其怀孕。

子宫内膜去除术和子宫切除术能避免复发。刮宫术的漏刮率较高。宫腔镜定位后因不能彻底去除息肉的基底部和周围内膜，易于复发，有报道称复发率达15%。宫腔镜下子宫内膜息肉切除术因在直视下切除息肉，其切除范围和深度较好掌握，复发率低。为避免子宫内膜息肉复发，对于无生育要求、月经量多的患者可以选择使用含孕激素的避孕环——曼月乐环。上环后孕激素抑制子宫内膜增生，子宫内膜息肉的复发率可下降。口服避孕药和孕激素对子宫内膜息肉的发生发展也有一定的抑制作用。

绝经后子宫内膜萎缩不应该长息肉，除非患者接受激素治疗（HRT或三苯氧胺）或者是恶性病变，或存在绝经前未诊断出来的良性息肉。病因尚不清楚，与凋亡调控异常、过度表达雌激素和孕激素受体密切相关。危险因素包括年龄、糖尿病、高血压、肥胖、他莫昔芬的使用。取决于研究的人群，绝经后息肉发生率可达6%，接受他莫昔芬或HRT治疗者可高达8%～36%。随着年龄的增长，息肉发病率稳步上升，在50岁达高峰，更年期后逐渐下降。

子宫内膜息肉恶变的风险随着年龄的增长而增加。虽然不常见，基于研究人群不同，息肉恶变的发生率在0～12.9%。绝经后异常子宫出血已被确定为子宫内膜息肉可能恶变的风险指标，近期研究提示息肉的位置是一个重要信息，更接近于输卵管起源的内膜息肉与恶变有关。无症状的绝经后息肉不太可能是恶性的，特别是＜18mm的内膜息肉，在与患者讨论后，观察是一种选择，何时采取手术治疗尚没有共识，仍需深入研究。没有确切的预防措施来避免息肉的发生与恶变。去除萎缩内膜的息肉并不能预防子宫内膜癌的发生。对使用雌激素或他莫昔芬治疗的患者，左炔诺孕酮宫内释放系统可能对息肉形成有预防作用。

对于绝经后女性，所有子宫内膜息肉都应予以切除（但也有学者建议对于绝经后出现不规则出血的子宫内膜息肉才需要切除，而无症状的息肉由于恶性可能性低，可采用期待疗法）。

（郭　敏　石一复）

第二节　药物治疗

子宫内膜息肉的药物治疗仅是辅助作用，至今尚无能清除子宫内膜息肉的药物问世。采用药物治疗的目的是控制或减少出血，调整月经周期，延缓或防止复发或恶变；对需解决生育问题者促进妊娠，或促使辅助生育技术过程中早期使用绒毛膜促性腺激素、孕酮等；息肉摘除术后对使用避孕药、促性腺激素释放激素（GnRHa）或放置左炔诺孕酮宫内节育系统（LNG-IUS）等以防止复发或恶变。

药物对子宫内膜息肉的治疗非彻底性，仅是对症或相应目的的辅助治疗，药物治疗本病的效果至今未被肯定，但在对子宫内膜息肉的长期和不同阶段的管理中仍为医师所常用。

本节仅将常用的与子宫内膜息肉诊治有关的药物做扼要简介。

一、止血药

止血药主要用于阴道不规则出血、子宫异常出血、息肉伴有月经过多、月经期长、术前出血量多、术后出血控制和止血等。

常用药物如下：

1. 维生素K（K_1，K_3，K_4）K_1　常用1ml（10mg），每日1～2次，肌内注射或静脉滴注；K_3为2mg，每日2～3次口服或肌内注射（2～4mg）；K_4每日2～4mg口服3次，一般常用剂量无明显不良反应。

2. 6-氨基己酸　片剂0.5g，每次2g，每日3～4次。注射剂10ml，1g或2g，每次4～6g以5%葡萄糖溶液或0.9%生理盐水100ml稀释后15～30min滴完，维持量每小时1g，一天总量不超过20g。

3. 氨甲苯酸（止血芳酸）　片剂0.125g或0.25g，每日3次口服，每次0.25～0.50g，注射剂5ml（50mg），10ml（100mg），静脉注射或静脉滴注，每次100～200mg，以5%葡萄糖溶液或0.9%生理盐水10～20ml稀释后缓慢静脉注射，一天总量不超过600mg。

4. 氨甲环酸（止血环酸）　片剂0.125g或0.25g，每日3～4次口服，每次0.25～0.50g，注射剂2ml（1g），5ml（0.25g），每日1～2次，以葡萄糖稀释静注，可使月经量明显减少，国际循证临床治疗常规建议本药为治疗多种月经过多的一线药物。

5. 酚磺乙胺（止血敏）　片剂0.25或0.50g，口服每日3次，每次0.5～1g；肌内注射或静脉注射。预防手术出血每次0.25～0.50g，治疗出血每次0.25～0.75g，每日2～3次。

6. 安络血　片剂2.5mg或5mg，口服，每日3次，每次2.5～5mg。

二、口服避孕药

口服避孕药有优思明、妈富隆、达英35、美欣乐、敏定偶等，现雌激素剂量越来越小，降低了静脉栓塞发生率；孕激素越来越接近天然孕酮以减少副作用发生。常用于子宫内膜息肉摘除后需暂时避孕或不需生育者或围绝经期子宫内膜息肉摘除后的管理，起到延迟或预防息肉复发的作用。既可调整月经周期、减少月经量多，同时又可避孕或预防息肉复发等。

三、孕激素

孕激素对治疗和防止子宫内膜增殖及息肉发生有作用；子宫内膜息肉治疗后使用孕激素可防止子宫内膜增殖和子宫内膜息肉复发。对治疗或降低自然流产、反复自然流产、辅助生育技术妊娠早期有益，有利增加子宫血流灌注、胚胎着床和成功妊娠。也可治疗月经过多以改善贫血，现常用达芙通（地屈孕酮）口服20mg/d。另有口服微粒化黄体酮胶囊（益玛欣）200mg/d，也有肌内注射黄体酮20mg用于子宫内膜息肉摘除后行辅助生育技术后黄体期的支持。

四、促性腺激素释放激素

常用有戈舍瑞林（诺雷德）针剂3.6mg，每4周1次，每次3.6mg皮下注射；亮丙瑞林（抑那通）针剂3.75mg，每次3.75mg，每4周1次，皮下注射，曲普瑞林（达菲林）针剂3.75mg每4周1次，肌内注射等。主要用于围绝经期或绝经期妇女子宫内膜息肉摘除后，抑制子宫内膜增生，形成闭经等以防止复发之用。用药后有低雌激素症状的不良反应。

五、促排卵药

尿促性素（HMG）是绝经期妇女尿中提取的FSH、LH混合剂。其被用于子宫内膜息肉摘除后行辅助生殖技术中促使卵泡发育直至成熟，现有多种促排卵药，如尿FSH制剂（商品名Metrodin，含4%～5%FSH），FSH-HP（商品名Metrodin-HP，含95%FSH），国产FSH-HP（商品名丽申宝），γ-FSH（商品名果纳芬，含99.9%FSH）或普利康（Puregon）即重组促卵泡素β注射液，均可诱发卵泡成熟和促排卵。常在使用促排卵药后加用HCG或LH促排卵而导致卵巢过度刺激综合征（OHSS）发生，应引起重视，做好防治工作及相应准备。

非甾体类激素药氯米芬（clomiphene citrate，CC）50～150mg/d，连用5天，此法已相对少用。

具体促排卵方案由生殖医生根据不孕者情况采用短效、长效、超长效等方案促排卵。

六、LH类制剂诱发排卵

在行辅助生育技术促排卵过程中一旦卵泡成熟，LH通过扳机作用（trigger action）促使卵子排出，并使卵泡中颗粒细胞变成黄体细胞，产生和分泌孕激素和雌激素，使子宫内膜呈分泌期变化，为孕卵着床做准备。其常用制剂如下。

（1）绒毛膜促性腺激素（HCG）：临床常用HCG代替LH诱发排卵，最小有效剂量为3000IU，但临床均用量较大，通常为5000IU或更多。

（2）重组HCG（γ-HCG）：商品名为波热尼乐（pregnyl）。

（3）重组人促黄体激素（γ-hLH）：商品名为乐芮（luveris），高纯度不含FSH或HCG，含LH达99%。γ-hLH 30 000IU相当于HCG 5000IU。

（4）重组人绒毛膜促性腺激素（γ-HCG）：高纯度，γ-HCG 250μg相当于

HCG 10 000IU的促排卵效果，有较好的妊娠率、种植率，但应注意OHSS发生。

七、子宫输卵管造影剂

碘化油（Iodinated oil）：灌注造影检查时使用，40%注射剂10ml，子宫输卵管造影时用5～20ml。需在X线照射下操作造影。偶有油栓和过敏反应。

八、桂枝茯苓胶囊

桂枝茯苓胶囊为中成药，口服，主要作用是活血化瘀、软坚散结、祛瘀止痛。有报道称，对于围绝经期子宫内膜息肉者，将本药与GnRHa一并使用，以用于术前术后管理及防复发等。但患者例数少，且中成药也应辨证论治使用，切勿滥用。

（石一复　黄凌霄）

第三节　子宫内膜息肉手术治疗

子宫内膜息肉手术治疗的方法多样，分述如下。

一、盲目刮宫术

此法是过去限于器械发展受限条件下对子宫内膜息肉采取的最早的手术治疗方法，全凭手术者经验，先以探针探测，也仅限于息肉较大或质地较硬者，再刮除息肉，再将刮除组织送检后经病理诊断发现；也有扩张宫颈后用小卵圆钳在宫内钳刮取出；子宫输卵管造影下对疑有或诊断子宫内膜息肉后在异常处刮取；B超检查普遍应用后也有在B超监视下刮取子宫内膜息肉；也有某些医疗单位在诊断性宫腔镜检查后明确诊断和了解子宫内膜息肉部位后，再行刮取子宫内膜息肉。上述这几种刮取子宫内膜息肉方法虽有改进、手术成功率也较前提高，但总体仍属带有或多或少的“盲目性”，刮宫后残留率和复发率均相对为高，若息肉位于宫底或宫角部者，或息肉基底宽大，非细蒂型息肉常难以刮除，且常因刮下息肉破碎不利于病理诊断和确诊，因上述种种原因致临床症状未彻底解决而多次刮宫，最终导致子宫切除概率增加。

但刮宫术在诊治子宫内膜息肉中并非绝对无实际意义。因为根据子宫内膜息肉本身及其周围子宫内膜息肉病理特点，常需在宫腔镜下息肉摘除后进行刮宫术。子宫内膜息肉周围的子宫内膜常伴有异常增生（单纯增生、复杂增生、不典型增生），常与年龄、绝经与否、息肉重量、有无服用三苯氧胺史等有关。通常子宫内膜息肉重量在0.4～0.9g、年龄＞40岁的绝经前妇女，息肉周围子宫内膜不典型增生发生率明显高于息肉小的同龄妇女。息肉重量＞1g、息肉数量相同的绝经期妇女息肉周围子宫内膜不典型增生是息肉＜1g同龄妇女的3.4倍，息肉者伴有子宫内膜癌的发生率相对也高。所以息肉者因子宫内膜常有异常增生或合并子宫内膜癌或需排除子宫内膜其他病变，对子宫内膜息肉有高危因素者（绝经后息肉，年龄＞40岁，巨大息肉，息肉多发或者反复复发，有三苯氧胺服药史）在息肉摘除同时宜行刮宫术或子宫内膜活检。

二、宫腔镜下息肉摘除术

切除息肉，去除后患，预防恶变，临床对症治疗，控制异常子宫出血，使月经恢复正常，解决孕育问题，不需要开腹，更不需切开子宫，保留子宫，不影响卵巢功能，有利于女性生殖健康。

（一）宫腔镜下手术的各种方法

临床常用宫腔镜下的子宫内膜息肉手术方法如下，可根据患者情况和息肉大小、部位等分别选用。

1. *宫腔镜下挟持法* 用于息肉较小，有蒂，位于子宫上段或在输卵管开口处，可在宫腔镜下以微型活检钳挟持取出。

2. *宫腔镜下截取法* 对息肉蒂宽、近子宫底的大息肉，可在宫腔镜直视下用套圈器经操作孔进入宫腔，将套圈器套在息肉根蒂，旋转套圈器，然后撤出宫腔镜时一起将息肉带出，再次置入复查，直到息肉完全摘除。也有套圈电切基底部，然后取出。

3. *宫腔镜下息肉切除术*

（1）宫腔镜下定位后摘除息肉：此法采用型号适宜的刮匙搔刮并取出息肉，手术操作简单、方便、快速，但不易去除息肉的基底部，日后复发率高，也因息肉组织易破碎，不利于病理诊断。

（2）宫腔镜直视下电切息肉（TCRP）：直视下切除，效果确切，复发率降低，对不孕者可提高术后妊娠率、活产率，最初常在麻醉下进行，现发展为可在门诊无麻醉下进行。

4. *宫腔镜下子宫内膜息肉机械性切除术* 在宫腔镜直视下采用显微剪、小剪刀、电切刀、抓钳、单极电切、双极电切、激光、前列腺切除器等切除息肉，因需购置器械，视术者习惯和使用度不同，以及医疗单位持有器械等因素灵活而定。

宫腔镜下双极通电切除子宫内膜息肉可集凝血、汽化和切割于一体一次完成，组织破碎程度与单极相当，但对病理诊断会有所影响。

5. 单纯病灶切除　用于绝经期子宫内膜息肉患者，因异常高表达为ER，PR仅存在于息肉局部，单纯切除可达诊断目的。

6. 宫腔镜下子宫内膜息肉套取术　若息肉蒂宽并接近宫底部较大的息肉可使用套圈套住息肉基底部，旋转套圈器，撤出宫腔镜时一并带出息肉，再置入宫腔镜检查局部，可分别再次切除残留部位或行如上述电凝止血和防止复发等处理。

7. 宫腔镜下子宫内膜息肉剪切术　息肉为一般大小，蒂较细小，可在宫腔镜操作孔道置入宫腔镜锐剪并从息肉蒂部剪除。

8. 宫腔镜下子宫内膜息肉钳取术　息肉较小，蒂细小，位于子宫腔表面者可在宫腔镜下，从操作孔道置入宫腔镜钳或组织钳直接钳取。尤其是子宫上段的，质地稍硬的老年人或绝经后患者发生的萎缩性、增生性息肉及在输卵管开口处的子宫内膜息肉，均可采用本法。钳取后基底若有出血或防止复发可用细小电凝器在其根部点状电凝，防止和减少对正常部位子宫内膜的损伤。

9. 宫腔镜下子宫内膜切除术

（1）宫腔镜定位后摘除息肉，此法易致组织破碎而非完整取出，易有基底部残留而日后复发，也不利病理诊断。

（2）宫腔镜下息肉电切术，此种方法易将息肉基底部及内膜切除，明显降低息肉复发率和并发症，此法是目前治疗子宫内膜息肉的首选治疗方法。

10. 宫腔镜分碎术去除子宫内膜息肉术　2014年英国伯明翰和谢菲尔德两教学医院提出“宫腔镜下分碎术去除子宫内膜息肉更优”的观点，但分碎术是一个息肉组织切除术的过程，将此分碎术与电刀切除组对比，将患者可接受度、疼痛、手术时间、术中迷走神经反应、术中可视性等进行比较，笔者认为宫腔镜分碎术去除子宫内膜息肉术较电切术为好。但分碎术去除子宫内膜息肉因分碎和切割组织常无法提高良好的标本供病理组织学分析，从而无法诊断所有的标本，若是有恶变或其他恶性赘生物则易引起漏诊、误诊或无病理依据。又因分碎器使用需要有关仪器设备，也不适合我国国情，不值得提倡。

11. 新宫腔镜切割系统（new hysteroscopic shaving system）　又称为新型宫腔镜刨削系统（intrauterine Bigatti shaver，IBS），不使用高频电流，属于冷刀操作系统，通过机械切割可将宫腔内病灶切除，由于可精准切割，因此可以保护子宫内膜功能层。但该手术需在麻醉下进行，主机1800～2100转/分，吸引泵350ml/min，膨宫泵130～170mmHg，400ml/min，双极电切镜需扩张至10mm为宜。膨宫液采用0.9%氯化钠溶液，直视下进行操作，为目前临床上一种新的单纯机械切割，出血少，明显减少通常宫腔镜下可能发生的子宫穿孔、低钠血症、医源性水中毒等手术并发症。本系统的主要优点如下：全自动双管泵可保证宫腔宫体稳定和术中视野清晰，利于精准操作，出血量少，进出宫腔次数减少，缩短手术时间，减少膨宫液量；不使用高频电流，属冷器械，保护子宫内膜不受热损伤；减少热辐射和子宫内膜修复快和恢复正常功能快，也可防止或降低术后宫腔粘连的并发症，对生育期妇女的子宫内膜容受性和生育力的保护有利。

电切环虽可有效切除和毁坏子宫内膜息肉蒂根部至基底层以减少息肉复发，但电切割的热能量在切除息肉同时也易破坏息肉周围正常子宫内膜组织，除影响子宫内膜功能外日后致瘢痕化或炎症反应，或日后影响月经或受精卵着床等而降低妊娠率。

（二）宫腔镜下子宫内膜息肉手术注意事项

1. 宫腔镜下子宫内膜息肉手术可有诊断和治疗作用，但也不可避免地在诊治、操作过程中使用器械、电能、激光等，此会直接或间接危及患者身体健康，甚至出现个别危及患者生命安全的并发症，虽发生率低，但仍应高度重视。创伤性的并发症有子宫肌层损伤、瘢痕形成、医源性子宫腺肌病、子宫肌炎、子宫内膜炎，甚至子宫穿孔、宫颈撕裂、肠损伤、肠穿孔、子宫出血等；膨宫介质的并发症偶有气栓、气腹、水中毒、膨宫液过敏等；还应防止电与激光、麻醉、心脑综合征、术后感染、宫颈和宫腔不同程度粘连的发生，若有子宫内膜癌等恶性病变细胞扩散和种植可能，均与操作不当、膨宫液使用过量、宫腔内压力过高有关。总之，宫腔镜下子宫内膜息肉摘除手术属较小手术，甚至可在门诊操作，最多术后予以一日病房观察，但仍应如对待大手术一样对待，掌握适应证和禁忌证，术前充分评估和准备，制订手术方案，确定手术时间，麻醉选择，术中监护，切除组织送病理检查，术后随访和管理预防复发及恶变全过程的管理。

2. 宫腔镜可在直视下对子宫内膜息肉诊断和治疗，能定位和清除息肉；较盲目的子宫腔内搔刮或B超监护下“盲目”搔刮术能显著提高手术效果，降低息肉的复发率，此已成为子宫内膜息肉首选的微创手术疗法。

3. 由于子宫内膜息肉患者的年龄分布较广，临床症状不一，生育要求各异，息肉大小、数目、部位的不同，良性及恶性息肉，子宫内膜息肉及子宫内膜息肉样赘生物的差异，有蒂或无蒂，蒂的粗细和范围等因素，在行宫腔镜下的手术操作（电切术、刮宫术等）时应在术前对手术和全身状况进行评估，尤其是对于安全性、可靠性、并发症、合并症、术后复发率等进行全面考虑，以制订合理的个体化手术方式和术后长期管理计划。

（三）宫腔镜下子宫内膜息肉摘除的不同处置要点

1. 单发息肉可在宫腔镜下从操作孔道置入宫腔镜锐剪将息肉从基底部剪除，也可置入抓钳夹出或用组织钳直接夹出。

2. 多发性息肉可先用刮匙轻刮子宫内膜后用组织钳夹出息肉组织。多发性息肉或较大息肉切除时均需在手术室麻醉下进行。

3. 对于年轻且要求生育或不孕症合并子宫内膜息肉的患者，在手术中尽量避免使用电切或过多使用电凝、电灼损伤息肉基底部及周围子宫内膜。所以采用宫腔镜电切时尽量应用环状电极的一部分或针状点击进行“定位”切除或对基底部及周围子宫内膜进行处理。注意电切环切割深度和范围，尤其切割过深易损伤子宫内膜，影响日后受孕。切割深度以限于子宫内膜功能层，切割范围仅限于息肉基底，切勿任意扩大范围及切除基底部外的子宫内膜，电切后也不宜对其他部位的子宫内膜过度搔刮。

4. 对育龄期无生育要求者，为防止复发，切割深度达子宫内膜基底层，切割范围也不宜超过息肉的基底部。

5. 绝经期患者切割深度可达子宫浅肌层，切割范围可扩大至息肉基底周围的正常子宫内膜，也可根据病变和患者意愿，行息肉摘除后再行子宫内膜切除术（也采用微波、激光、冷冻等，详见“子宫内膜物理治疗”内容），尤其适用于三苯氧胺服用者或肥胖、高血压、多发性息肉遍布子宫内膜腔者。

6. 某些不孕但有生育要求者也需排除尚存在不可逆的其他不孕因素并存的子宫内膜息肉者，对息肉周围见有不均匀增厚的子宫内膜则可行部分子宫内膜切除，日后形成平整、新鲜、功能良好的子宫内膜功能层，以期改善子宫内膜腔内环境、子宫内膜容受性，增加日后怀孕机会。

7. 无蒂的子宫内膜息肉者，术时宜先暴露息肉的基底部，再行电切术，可减少子宫损伤或穿孔，或日后发生医源性子宫腺肌症。

8. 息肉较大、较长或多发息肉充满整个子宫腔时，术者应寻找息肉蒂部，从蒂部切除息肉，逐步切割，也应暴露视野清晰，避免残留或造成子宫损伤、子宫穿孔等并发症。

9. 子宫内膜息肉术前、术后控制子宫内膜炎症与胚胎着床和孕育关系密切，但慢性子宫内膜炎常由急性期未彻底治愈而成，其主要由微生物、细菌、病毒、支原体等在子宫腔内感染引起，与宫颈管、子宫、输卵管，腹水，阴道中微生物感染相关，所以现今已打破子宫腔内是无菌的概念。宫腔镜直接观察慢性子宫内膜炎时可见有子宫内膜间质水肿，有散在的＜1mm的微小息肉，局部可见点状或弥散性子宫内膜充血。子宫内膜活检也有炎性改变证据。慢性子宫内膜炎对女性妊娠的影响应引起重视，对不孕女性行宫腔镜诊治时应引起注意和重视，尤其是在宫腔镜下诊治子宫内膜息肉前应对其临床、阴道微生态、术前术后控制生殖道炎症引起重视，必要时使用抗生素以防止子宫内膜炎。对子宫内膜息肉摘除手术后防止子宫内膜炎对改善孕育也十分重要，对子宫内膜息肉摘除术后或术后妊娠种植失败，或妊娠丢失，或辅助生育技术多次失败者应注意有无合并息肉摘除后慢性子宫内膜炎存在可能。

10. 子宫内膜息肉女性有生育要求者，建议宫腔镜摘除息肉后争取尽快妊娠，若3～6个月仍未能妊娠者建议行辅助生育技术以助孕。

宫腔镜技术在妇科领域的应用发展较快，器械也由用于诊断发展到可同时用于诊断和治疗，也由电热系统到冷刀操作系统，通过机械切割将子宫内膜病灶切除、切割，保护子宫内膜功能等。

三、子宫切除术

过去因宫腔镜技术未发展，对子宫内膜息肉复发，多次刮宫后症状无改善，或疑有息肉癌变，严重多发性息肉者行子宫切除者不少，认为这是彻底治疗的方法，但使患者失去器官，失去孕育能力，切断子宫动脉影响卵巢血供，影响卵巢内分泌功能，妇女提前产生围绝经期症状，对生理和心理产生影响。这也是在以往历史条件和科学技术、器械尚未发展到现今状态、迫不得已的治疗方法。现今宫腔镜器械和技术发展，多采用宫腔镜下子宫内膜切除诊治，可尽可能地保留子宫，避免子宫切除术对女性造成的创伤，仅对合并子宫内膜复杂性增生和不典型增生的子宫内膜息肉患者，或合并子宫腺肌症、子宫肌瘤或其他方法，如药物、宫内放置炔诺酮宫内缓释系统（LNG-IUS或称曼月乐）等非手术治疗无效或失败者才考虑行子宫切除术。

四、子宫切开切除子宫内膜息肉

现已弃用，早年因除盲目刮宫术或因钳夹息肉失败，或子宫输卵管造影发现息肉，又无宫腔镜设备，患者坚决不切除子宫，在当时条件下也有个别行开腹子宫切开切除子宫内膜息肉术者。对患者创伤或不良反应大，并发症多，现不宜再提倡，但有关子宫内膜息肉摘除的手术史上有些确实存在过。

五、子宫内膜息肉的物理治疗

主要是用电、激光、消融、热力、低温等物理作用的器械和技术原理对子宫内膜息肉、息肉合并子宫内膜病变或控制异常子宫出血等，行单纯息肉摘除或子宫内膜切除。常有微波、激光、热球、双极电凝、子宫腔冷冻、高强度超声、射频、蒸汽、光动力等各种技术。

1. *单纯息肉切除* 以需保留生育能力且单发息肉者为主，从息肉根蒂部完整切除后取出。若息肉合并子宫内膜增生或多发息肉可行浅层子宫内膜切除

(切除子宫内膜功能层，镜下可见多数内膜腺体开口即止，切勿再深入)，如此可改善子宫局部微环境，术后月经量明显减少。

2. *息肉+全程子宫内膜切除术*　对无生育要求者，在息肉切除同时应同时切除全层子宫内膜甚至包括内膜基底层及浅肌层（距子宫内膜基底层2～3mm的子宫肌层），以达子宫内膜不能再生的目的。

3. *激光刀*

（1）Yarto医师介绍了激光刀的特点、常用参数，结合视频演示了激光在处理息肉、肌瘤、粘连中的操作。Yarto医师指出激光可治疗几乎所有的子宫内膜病变。激光刀在切除＞20mm息肉的成功率高达90%，切除G0肌瘤的成功率为84%，切除＞20mm的G1肌瘤的成功率为80%。

（2）宫腔镜下Nd：YAG激光治疗：宫腔镜下Nd：YAG激光治疗内膜息肉有较好的可行性，激光具有凝固、汽化、切割等功能，可通过弯曲的石英纤维传送到宫腔。在切割的同时具有凝固止血作用，保证了手术中无明显出血，如果在切割前，先使用低功率密度的激光凝固息肉蒂部周围的血管，手术过程几乎没有出血。手术时间短，平均约5min。此外，因EP是有蒂的宫内赘生物，解剖关系清楚，手术时激光不需要作用到子宫肌层，没有子宫穿孔、腹腔脏器损伤的危险。

（根据本书作者的经验和对子宫内膜经物理治疗后的不同时期的子宫内膜切除标本的观察发现，术后子宫腔内有瘢痕和不同程度的残留子宫内膜，也有日后子宫增大及医源性子宫腺肌症发生，临床上有不同程度的痛经，月经再出现现象。说明上述不同物理治疗的器械在宫腔内操作并非容易达到对整个子宫腔相同程度的物理治疗，均有不同程度的遗漏和治疗部位因时间、压力、物理效应的不一和不均匀性。由于子宫腔呈倒置的梨形，宫颈口狭小，宫腔逐渐增大和扩展，子宫屈度和大小不一，物理治疗探头并非想象中的对子宫前后壁、侧壁、子宫角部均能如一操作，有些部位多次重复，有些部位所受物理治疗效应不一，总有遗漏或子宫内膜基底层未被破坏，或又破坏过度，日后残存的子宫内膜在卵巢内分泌激素的作用下再生、修复且不均匀，所以日后仍有不同程度的月经出现，也有致医源性子宫腺肌症发生而最后需子宫切除的例证。）

六、阴道超声引导下子宫内膜息肉摘除术

超声引导下子宫内膜息肉摘除术不可盲目施行刮宫术或小卵圆钳钳夹术，为防止子宫发生肌层损伤或子宫穿孔可在超声监视下操作。现指的是手术设备由超声探头和改良的夹钩组成。操作时患者全麻后取膀胱截石位，夹钩夹持子宫颈后唇，并通过放在阴道后穹的超声探头，在超声引导下扩宫，将10ml生理

盐水通过膀胱冲洗器由宫颈缓慢注入宫腔，可对息肉定位，钳夹并剥离息肉的一种息肉摘除术。因宫腔镜已普遍使用，成为处理子宫内膜息肉的主要方法，所以阴道超声引导下子宫内膜息肉摘除术在实际临床中使用不多。

七、腹腔镜监视下子宫内膜息肉摘除术

早年一些单位仅有诊断性腹腔镜，尚无购置宫腔镜，在此种条件下，为防止宫腔操作致子宫穿孔发生，也有在腹腔镜监视下行子宫内膜息肉摘除术。现在某些子宫病理改变明显又合并子宫内膜息肉手术中偶有使用。

（石一复　李娟清）

第 17 章 子宫内膜息肉与孕育有关问题

第一节 子宫内膜息肉与妊娠的关系

一、子宫内膜息肉影响孕育

除微小的子宫内膜息肉、功能性子宫内膜息肉随月经自然脱落或小息肉存在于非受精卵种植处仍有自然妊娠可能外，大多子宫内膜息肉患者常有不孕或流产等不良妊娠结局。

二、子宫内膜息肉影响孕育的因素

1. 子宫内膜息肉存在可造成宫腔畸形，影响胚胎正常着床，尤其是息肉因手术后影响了子宫内膜功能或瘢痕形成等。

2. 子宫角息肉可堵塞输卵管口，影响配子的运动，若因此而不孕者在经息肉摘除后，自然受孕或辅助生育技术后的妊娠率可提高，也有原先经辅助生育技术失败后检查发现子宫内膜息肉，将其摘除后则再次行辅助生育技术后妊娠率也增加。

3. 干扰精子运输、胚胎着床。

4. 息肉存在类似宫内节育器的存在，可引起子宫内膜炎症、子宫体积减小，息肉还可影响子宫内膜容受性。

5. 从孕卵着床相关因子考虑有子宫内膜息肉存在者也对妊娠有一定影响。

（1）胎盘蛋白（glycodelin）：正常在LH峰之后6天出现胎盘蛋白分泌高峰，而有子宫内膜息肉者在增殖期胎盘蛋白呈现高浓度，黄体酮期无增加。缺乏胎盘蛋白可能会导致母体免疫功能抑制不足，母体拒绝胚胎着床而影响着床，不能抑制自然杀伤细胞（NK）活性而失去对胚胎的保护。

（2）胰岛素生长因子结合蛋白（IGFBP-1）：可因息肉而分泌降低，可使子宫内膜蜕膜化不足而导致着床失败。

(3) 细胞因子（cytokine）：正常胚胎着床时，蜕膜中IL-10较多，而息肉者IL-10水平低时可能提示着床异常。

(4) 肿瘤坏死因子α（TNF-α）：息肉切除术后TNF-α浓度显著高于术前，切除后TNF-α在月经周期的分泌期达高峰，对胚胎黏附是必需条件。反之，TNF-α低则对胚胎黏附蜕膜产生影响。

(5) 骨桥蛋白（osteopontin）：正常月经周期中骨桥蛋白浓度在增殖期呈低水平，在分泌期可增加3～4倍。有息肉存在则骨桥蛋白浓度低且分泌期无增长，可使胚胎无法附着在蜕膜上而影响着床。

三、子宫内膜息肉所在部位与妊娠的关系

2008年日本Yanaihara等观察了子宫内膜有息肉的不孕患者发现，不同部位的息肉切除后可获得不同的妊娠率：位于子宫和输尿管结合部、后壁、前壁、侧壁及多发性子宫内膜息肉切除后妊娠率分别为57.4%、28.5%、14.8%、18.8%和40.3%。上述结果显示息肉位于子宫后壁、前壁、侧壁者妊娠率相对较低。是否这些部位是胚胎常见的种植部位，该处的息肉和手术处理后是否与子宫内膜的功能、瘢痕形成等影响胚胎着床有关。

四、子宫内膜息肉有无合并症与妊娠的关系

子宫内膜息肉合并有月经异常、子宫内膜异位症、子宫腺肌症、子宫肌瘤、子宫内膜增殖症等与雌激素相关疾病的患者不孕率高，即使子宫内膜息肉经手术处理后也因内分泌、子宫腔病变等原因导致妊娠率低和妊娠结局不良。

五、子宫内膜息肉患者年龄与妊娠的关系

2004年一项1000例不孕患者在行IVF-ET前采用宫腔镜评估宫腔时发现，32%的患者存在子宫内膜息肉，说明子宫内膜息肉与不孕有关，也是降低生育力和不孕关系密切。通常育龄妇女30岁前妊娠，生育能力强，30岁后生育能力逐步下降。若又因患有子宫内膜息肉则妊娠和生育能力更差，常是不孕。所以，年龄≥30岁患有子宫内膜息肉或既往有子宫内膜息肉史者，应及时治疗子宫内膜息肉，切除后可改善子宫腔内环境和子宫内膜，提高妊娠及生育能力。年龄是子宫内膜息肉切除后自然妊娠或助孕成功的因素之一。

六、切除子宫内膜息肉后妊娠成功相关因素

既往有子宫内膜息肉史者的妊娠率明显低于无子宫内膜息肉史者，分别为42%和71%。因子宫内膜息肉的发生与内分泌紊乱、排卵异常等有关。息肉切除质量和水平也十分重要，应防止残留和复发。原先不孕年限长或年龄≥35岁患有子宫内膜息肉者，单纯息肉切除后妊娠，生育能力效果也并不理想。息肉切除后还需要纠正其他不孕因素或采用辅助生育技术以提高妊娠成功率。此类患者应抓住时机，以免错失受孕时机。

（石一复）

第二节　子宫内膜息肉与不孕不育

子宫内膜息肉可以发生于青春期以后任何年龄的女性，可引起月经紊乱、月经量增多、异常子宫出血，育龄期妇女可引起不孕不育。由于诊断技术的进步，子宫内膜息肉与不孕不育的关系日益引起医患的重视，尤其在子宫异常出血的分类中及原因不明的不孕、多次流产或辅助生育技术失败者中也普遍被重视。

一、子宫内膜息肉在不孕妇女中的发生率

确切发病率很难估计，若为微小息肉、小息肉、功能性息肉者仍可孕育。一般子宫内膜息肉在不孕症妇女中的发现也与检查方法、技术、病理等因素有关，所以各家报道差异甚大，也有不孕妇女无明显临床症状而被确诊。

子宫内膜息肉与生育力降低直接相关，其在不孕人群中的真实发病率不明确。近年来子宫内膜息肉的发病率呈逐年上升趋势，在原发不孕女性中子宫内膜息肉所占比例也相对增高。随着B超及宫腔镜检查的发展，子宫内膜息肉的诊断及治疗水平有了很大的提高。

估计在月经正常的不孕人群中发病率为6%～15%，在全体不孕人群中高达32%，不明原因不孕症患者中宫腔镜检出息肉的概率为16.5%～26.5%，在不孕合并子宫内膜异位症患者中高达46.7%，复发性流产患者中发病率为0.6%～5%。研究发现，40%～50%的不孕患者存在子宫内病变，子宫内膜息肉在不孕患者中的发生率为2.8%～34.9%。

约25%的病例其子宫内膜息肉会自然消失，较小的息肉比直径10mm以上的息肉更容易消退。（但本书作者认为若由此对小息肉忽视似为不妥，必须定期严密随访，尤对不孕不育妇女有子宫内膜息肉者的＜10mm的子宫内膜息肉宜及早

摘除，以恢复和提高妊娠率，而不是认为可自然消退，而有侥幸心理，因不摘除子宫内膜息肉不是不孕妇女最好的选择。）

有报道称，360例不孕妇女宫腔镜检查发现子宫内膜息肉为7.22%，月经正常不孕妇女行宫腔镜检查子宫内膜息肉为15.6%，子宫内膜生长在宫腔内不同部位，其切除后妊娠率也有差异。也有报道不孕妇女子宫内膜息肉60%位于子宫角部，30%位于峡部，10%位于体部（前壁或后壁），不孕妇女的子宫内膜息肉无特定的好发部位。

二、子宫内膜息肉导致不孕的机制

子宫内膜息肉造成女性不孕的真正机制不明，考虑与如下诸多因素有关：①子宫内膜息肉长在宫腔，可造成宫腔形态异常，影响胚胎正常着床。②息肉在宫腔内作为异物，妨碍受精卵与子宫内膜接触。③子宫角部息肉可堵塞输卵管开口，影响配子运送。④子宫内膜息肉者常伴有息肉表面局部内膜性激素受体表达异常，对性激素反应不良，影响着床和胎盘蜕膜发育。⑤当子宫内膜息肉出血、子宫内膜出现炎症反应、宫腔内环境改变时，这些均不利于精子存活或受精卵着床。⑥子宫内膜息肉者常伴有黄体功能不全、排卵异常、不排卵或雌激素水平过高等内分泌紊乱。⑦有关影响配子与子宫内膜黏附、着床等基础研究详见有关章节。⑧子宫内膜异位症是女性不孕常见病因之一，在子宫内膜异位症不孕者中子宫内膜息肉发生率明显高于无子宫内膜异位症的不孕者(46.7% vs 16.5%)。也有报道称，84%的患有子宫内膜息肉的不孕者伴有子宫内膜异位症，而无子宫内膜异位症的不孕者中子宫内膜息肉仅占22%。⑨有关应用促排卵药治疗中因雌激素水平迅速增高与子宫内膜息肉形成的内容详见辅助生育技术与不孕关系章节。

三、子宫内膜息肉对妊娠的影响

相关文献指出子宫内膜息肉影响妊娠的原因主要有以下方面。

1. 子宫内膜息肉患者抑制因子分泌增加，影响精子运输及受精卵结合。

2. 子宫内膜息肉患者常伴发内分泌紊乱。

3. 息肉表面局部内膜性激素受体表达异常，对性激素反应不良，影响着床和胎盘蜕膜发育。

妊娠必备条件是有侵入能力的胚胎和“接受态”的子宫内膜。子宫内膜息肉改变宫腔局部环境、空间，从而影响胚胎着床，导致不孕不育，也可引起异常出血。

胚胎的成功植入需要具备植入能力的囊胚和处于接受态的子宫内膜，两者缺一不可。子宫内膜的接受态是指与胚胎发育同步进行的子宫内膜上皮和基质细胞相继发生的增殖与分化，使子宫进入一个短暂的接受胚胎植入的阶段，也称为植入窗口期（window of implantation，WOI）。子宫内膜接受态又称为子宫内膜容受性，是一个动态变化过程。雌激素和孕酮是其中最主要的调控激素。同时，合适的子宫腔环境和处于适宜舒张状态的子宫肌层也有利于胚胎植入。因此，必须重视子宫内膜及子宫本身病变对胚胎植入的影响。

子宫内膜息肉在宫腔内有占位性病变，妨碍精子和卵子存活和着床；合并感染则可改变宫腔内环境，也影响子宫内膜容受性，也可妨碍胎盘植入和胚胎发育。合并输卵管炎或卵巢炎可引起输卵管梗阻性或无排卵性不孕等。

除一些功能性子宫内膜息肉能随月经自然脱落消失外，持续存在的功能性子宫内膜息肉即使小也会影响生育能力，而切除子宫内膜息肉可以改善不孕妇女的生育功能，其原因与宫腔形态、内环境改善、宫腔容积增大、子宫内膜修复、子宫内膜容受性好转，细胞因子、同源基因等正常及配子黏附改善、胚胎种植、蜕膜发育、胎盘形成等有关。

许多因子宫内膜息肉引起不孕妇女在子宫内膜息肉切除后可获月经恢复和自然妊娠。早期流产率减少，活婴出生率高。有报道称，不孕者子宫内膜息肉切除术后妊娠率可高达76%。若合并有其他不孕因素存在，则另作别论。根据其他不孕因素的严重程度、可否逆转、治疗难易、患者年龄因素，有无生殖内分泌异常、配偶精液质量及健康状况等不同而有所差别。所以，除外其他原因所致不孕者需考虑手术切除子宫内膜息肉，以增加和改善妊娠率和活产率。

（石一复　黄凌霄）

第三节　子宫内膜息肉与辅助生育技术

子宫内膜息肉患者可因单独存在子宫内膜息肉因素和（或）同时合并其他不孕因素所致不孕。前者经息肉切除后有获自然妊娠机会，约60%为自然妊娠，活产率为55%左右。据报道称，78例子宫内膜息肉的回顾性分析结果表明，切除息肉后的妊娠率较未切除组显著提高（78.3% vs 42.1%）。也有报道宫腔镜下息肉切除后妊娠率从43%提高至80%左右。但若息肉切除后仍未能自然受孕或合并其他明显不孕因素，更有不可逆或难活性不孕因素存在者，则需借助辅助生育技术而获孕育。

子宫内膜息肉导致不孕的真正原因不清，可能原因如下：①因子宫内膜息肉存在，宫腔正常形态改变，宫腔有大小不等的占位性病变存在，阻碍精子在宫腔内的移行；②子宫内膜容受性改变，患者中有关子宫内膜容受性的标志物HOXA10和HOXA11表达异常，表示子宫内膜容受性降低，影响受精卵的种植及种植后发育；③子宫内膜息肉引起子宫内的炎性改变，抑制自然杀伤细胞的活性，其可影响和阻止精卵结合。息肉的存在使功能性子宫内膜对激素发生的反应与胚胎发育不同步，影响子宫内膜容受性，使蜕膜化、植入、滋养细胞侵入的子宫内膜标志物（Glycodelin、TNF-α、IGF-1等）发生改变，息肉切除术后以上指标恢复正常。位于子宫角部及输卵管开口处的息肉可能机械性阻塞精子或胚胎成功进入宫腔。

子宫内膜息肉切除后仍未能自然妊娠者则需进一步借助辅助生育技术妊娠，如促排卵，宫内人工授精（IUI），体外受精-胚胎移植（IVF-ET），单精子胞质内注入（ICSI）等措施。

一、子宫内膜息肉与人工授精

子宫内膜息肉对人工授精成功率也有影响，常有子宫内膜息肉摘除术后自然妊娠的报道。所以通常仅因子宫内膜息肉所致不孕而无其他不孕因素存在者在息肉摘除后观察3个月经周期，争取自然受孕机会。患者切除息肉后人工授精的妊娠率可显著改善，宫腔镜下息肉切除与否的两组妊娠率分别为51.4%和25.4%。另一报道称，妊娠率分别为40.7%和22.3%。也有报道称术后3年累计自然妊娠率为45%，流产率为5.6%。年龄较大者不宜仅靠人工授精，宜及早改用其他助孕技术以提高妊娠率。若仍未妊娠则再考虑继续做人工授精治疗或其他辅助生育技术妊娠。

2005年Perez-Medina等报道了息肉对宫内人工授精周期的妊娠影响，共2800例中有16.1%宫腔镜下发现有息肉，切除息肉后妊娠率为63%，而对照组仅为28%。

关于息肉切除对人工授精结果影响的RCT研究发现，在首个人工授精周期前切除息肉后，自然妊娠率显著增加，切除的息肉平均直径为16mm。

二、不孕者行控制性超促排卵中新发子宫内膜息肉

在治疗中经超声（腹部或阴道）监测是发现和诊断子宫内膜息肉的常规方法，可发现子宫内膜有无异常及有无息肉。也有采用其他方法去发现有无子宫内膜息肉，如子宫输卵管造影，超声、子宫造影、宫腔镜等。当然，宫腔镜直视下观察子宫内膜改变对微小病变或息肉更为清楚和具有优越性，也可随时获取组织行病理检查，因此宫腔镜检查结果是诊断息肉的肯定依据。

在控制性超排卵期（COH），新诊断出的直径＜15～20mm的子宫内膜息肉对新鲜胚胎移植后的活产率没有不良影响。反复IVF失败的妇女，在随后的IVF/ICSI之前，如果进行宫腔镜检查，累积妊娠率增加，但这一结果与宫腔镜检查的结果或手术治疗无关。因此提出了疑问，是宫腔镜检查本身通过刺激子宫内膜或其他机制提高了生殖能力，还是手术干预的结果呢？

超促排卵治疗中新发现息肉的治疗如下。

(1) 原则：主要应根据患者的生育史，息肉大小、多少、位置，卵巢接受超促排卵药物治疗刺激后的反应情况，优质胚胎数等进行全面综合考虑，对于先处理子宫内膜息肉或日后再行冻胚移植等问题需具体而定。

(2) 期待观察：①子宫内膜息肉自然演变结果不定，若小型或是功能性息肉可随月经而自然脱离，其自然脱落或退化比例约占25%；②超促排卵后若有新发息肉形成使生化妊娠率增高，但并不影响IVF-ET新鲜周期的妊娠率和活动率。因许多作者报道超促排卵过程中发生的 ＜15mm的息肉不影响妊娠结局，不需要手术干预，也不需要为此而暂停IVF计划，若手术切除息肉予以干预反而不利妊娠结局。由于子宫内膜息肉可降低女性生育力并增加流产风险，而治疗后可提高临床妊娠率，因此有生育要求者不推荐期待治疗。

(3) 药物治疗：① 口服避孕药可能有一定作用，对增生型或单发小息肉可试用，如单用米非司酮可通过降低雌孕激素受体表达，促进子宫内膜萎缩，抑制子宫内膜腺体和间质生长；②促性腺激素释放激素激动剂（GnRHa）能抑制子宫内膜生长，因使用后可使体内雌激素水平下降，可能抑制子宫内膜息肉。单纯药物治疗子宫内膜息肉的有效证据仍有限，所以也仅是治疗观察。

(4) 息肉摘除术：对于超促排卵后新发现的子宫内膜息肉主要还是采用宫腔镜下手术摘除息肉，尤其是对于＞1cm的息肉。虽然上述介绍了观察、药物治疗等方法，但是实际为提高生育能力和根除息肉，减少妊娠后不良结局等还是手术为佳，常在取卵前进行。对促排卵过程中发现的子宫内膜息肉与不处理息肉的鲜胚移植相比，息肉摘除后冻融胚胎移植者的临床妊娠率显著提高。现今大多同意在超促排卵治疗期间发现较大息肉时应予以摘除，此对提高妊娠率，减少妊娠丢失和提高活产率有益。

超促排卵治疗新发子宫内膜息肉摘除后对于日后妊娠及分娩也应注意随访，因促排卵治疗后对母婴安全性的影响应予以重视，因超生理剂量的外源性促性腺激素导致卵巢增大，严重者出现OHSS，影响母婴健康，多个周期治疗后外源性Gn及高雄激素对相应靶器官刺激可引发相关肿瘤，也会改变卵子成熟，影响胚胎质量，也可影响染色体（有丝分裂、减数分裂过程中21号染色体分离异常等，与多代AS综合征、BWS综合征、SRS综合征有关）。

促排卵药与围生期结局也密切有关，如多胎妊娠、早产、低体重儿、脑瘫等发生，低体重儿是神经发育异常，还与成年冠心病，脑卒中，高血压、糖尿病、骨质疏松的发生有关。妊娠过程复合妊娠，胎盘位置异常，妊高症等增加。更有远期卵巢肿瘤、妊娠滋养细胞疾病/肿瘤、子宫内膜肿瘤、乳腺癌发生可能，所以上述均应告知患者和家属，并进行沟通。

三、子宫内膜息肉与 IVF-ET、ICSI 有关的妊娠问题

自1978年世界第一例“试管婴儿”诞生以来，30余年已有数百万例“试管婴儿”降生，在新生儿中所占比例逐年增多，说明因不孕者对该种技术IVF-ET、ICSI甚至PGT的需求量剧增，目前国内外对辅助生育技术成功率的看法和认识差异甚大，一般医生，生殖医学医生，各有认识和统计方法，涉及生化妊娠、临床妊娠、流产、早产、抱婴率等。若从优生优育角度来看又有出生缺陷儿及健康儿之分。

生殖医学医师几乎均以生化妊娠，临床前妊娠开始，也可简单和通俗地理解HCG阳性均称为辅助生育技术成功，所以报道成功率均可达60%以上，甚至70%或更高，但百姓群众其成功率以实际得到婴儿，即抱婴与否为成功的标准。

各种辅助生育技术（ART）未能达到最后“抱婴”的结果与精子、卵子、胚胎、子宫及子宫腔病变及内分泌等许多因素有关，其中子宫腔病变中子宫内膜息肉占有不少比例。

胚胎的成功植入需要具备植入能力的囊胚和处于接受态的子宫内膜，两者缺一不可。子宫内膜的接受态是指与胚胎发育同步进行的子宫内膜上皮和基质细胞相继发生的增殖与分化，使子宫进入一个短暂的接受胚胎植入的阶段，也称为植入窗口期（window of implantation，WOI）。子宫内膜接受态又称为子宫内膜容受性，是一个动态变化过程。雌激素和孕酮是其中最主要的调控激素。同时，合适的子宫腔环境和处于适宜舒张状态的子宫肌层也有利于胚胎植入。因此，必须重视子宫内膜及子宫本身病变对胚胎植入的影响。

宫腔镜下息肉摘除术可提高子宫内膜息肉者的ART成功率，单发＜1cm小息肉与大息肉或多发性息肉相比，宫腔镜下手术摘除息肉后自然妊娠活产率相似（58.8%vs51%），IVF-ET后临床妊娠率也无差异（44.4%vs48.9%）。

经不孕多项研究发现，连续两次IVF-ET失败患者中，子宫内膜息肉是最常见的宫腔异常，发生率约为19.7%。Lass等发现，不孕患者合并子宫内膜小息肉（＜2cm）时IVF-ET后流产率显著高于其他不孕人群（27.3%vs10.7%）。Elsokkary等的研究显示，8.5%的复发性流产可能是由子宫内膜息肉引起的。

研究显示，宫腔镜下息肉去除术可以提高子宫内膜息肉患者人工授精或IVF-ET的成功率，术后3年累计自然妊娠率为45%，流产率为5.6%。单发小息肉（＜1cm）与大息肉或多发息肉相比，宫腔镜切除或剪除术后自然活产率相似（58.8%vs51%），IVF-ET后临床妊娠率也无差异（44.45%vs48.9%）。对于促排卵过程中发现的子宫内膜息肉，与不处理息肉的鲜胚移植者相比，息肉去除术后行冻融胚胎移植者临床妊娠率显著升高。

关于息肉去除术后何时开始IVF-ET，有研究显示术后间隔1个、2个或多个月经周期妊娠结局无显著差异。息肉去除术后仍存在复发可能性。Gu等报道，育龄期女性宫腔镜子宫内膜息肉切除术后1年，6个以上多发息肉患者EP复发率为45.5%，显著高于单发息肉复发率（13.4%）。

虽然有RCT研究结果显示，在首个IVF/ICSI周期之前行宫腔镜检查评估宫腔和治疗子宫畸形无附加价值，认为内膜病变作为独立因素对妊娠结局的影响并不高。但现有的证据表明，对低生育力的妇女移除子宫内膜息肉是有益的。对息肉为不孕唯一因素的患者，不论息肉大小，手术切除息肉能够获得妊娠率的提高。

有研究认为，息肉切除术后与随后IVF周期间隔1个月经周期以上似乎没有必要。此外，Moon等报道，在COH时甚至是取卵的同时，超声引导下经宫颈刮除息肉是安全的，不影响妊娠结局。

多项研究发现，连续两次IVF-ET失败者中，子宫内膜息肉是常见的宫腔异常，发生率为19.7%。1999年Lass等也总结发表了不孕者合并子宫内膜息肉（＜2cm的息肉）时行IVF-ET后流产发生率明显高于其他不孕者（27.3% vs 10.7%）。

国外Isikoglu等的临床观察结果表明，IVF/ICSI周期前或周期间发现直径＜1.5cm的子宫内膜息肉不会影响着床和妊娠率。Lass等的临床结果为直径＜2cm的息肉不会降低妊娠率，但会增加流产率。

2003年 Spiewan Kiewicz 等报道不孕者宫腔镜摘除息肉后1年内的妊娠率为76%，与Varasteh等的报道类似。

2002年山东省立医院生殖中心报道对实施IVF之前，宫腔镜检查、子宫造影、阴道B超检查发现子宫腔病变占47.4%，其中子宫内膜息肉占24.7%。HSG异常，宫腔镜检查证实符合率为64.5%，阴道B超异常经宫腔镜证实符合率达80%。也说明查明宫腔异常以宫腔镜检查为最佳，阴道B超检查，其次此两项在临床应用最广泛且实用，尤其是对接受IVF的不孕者行宫腔镜检查十分必要，对IVF失败后B超及HSG疑有宫腔镜异常（包括约占1/4的子宫内膜息肉），更是宫腔镜检查的适应证。

（石一复）

第四节　子宫内膜息肉的避孕问题

子宫内膜息肉的发生与局部子宫内膜的PR、ER异常表达有关。美国妇科腹腔镜协会（AAGL）子宫内膜息肉诊断和管理指南指出，对于小的无症状的子宫内膜息肉可选择非手术治疗（A级），因为有证据显示25%的息肉可自行消失。宫腔镜子宫内膜息肉切除术后复发率较高，由此对于术后暂无生育要求者首选LNG-IUS或COC进行避孕，以降低术后息肉复发率。

（见中国专家共识，中华妇产科杂志：2018，7：433-437）

（石一复　摘录）

第18章 子宫内膜息肉的管理

许多疾病需要长期管理，子宫内膜息肉也不例外，并且针对女性不同年龄段有不同的要求和目的。在此过程中医师和患者、甚至家属应定期沟通，随访和检查。所以，各年龄段，病情，病变等管理的目的不一，应因人、因年龄、因生育要求、因症状轻重而进行个体化处理，防止息肉的发生，恶变和复发或再新生则是女性一生长时间的事情。其主要内容包括定期了解病情检查，及早发现息肉，及时处理，控制症状，防止恶变，延缓进展，手术后防止复发，或改善、提高妊娠率，解决不孕症，重视和预防可引起息肉发生的相关疾病和高危因素等问题，涉及个体化的具体内容医患双方均应知晓和重视。

第一节　不同情况息肉的管理

对疑有息肉，早期息肉或小息肉，已发现的子宫内膜息肉，手术后或对有发生子宫内膜息肉高危因素者的妇女应根据不同情况而进行管理。

虽然患有一些小息肉或功能性息肉有随月经而自行脱落的可能，但毕竟是少数，原因如下：

1. 还未得到病理确诊前，仅根据临床尚无症状也不能肯定是否息肉则一定属功能性息肉。

2. 小息肉也有日后逐步增大或出现相应临床或病理变化。

3. 超声对早期微小息肉或子宫内膜微小变化也难以发现。

所以对已疑有子宫内膜息肉或已发现有子宫内膜息肉者均应引起重视，应对临床出现月经异常，不规则阴道出血，异常子宫出血，白带异常等症状引起关注，并定期对患者行阴道超声检查。长期备孕失败或已行辅助生殖技术助孕多次未成功者也应仔细检查，以排除子宫内膜息肉的可能。

4. 已发现有息肉存在者，患者应注意月经变化，定期每3～6个月或因特殊情况随时行阴道超声检查，注意息肉大小、回声强弱、血流变化等。必要时在宫腔镜直视下进行诊治。

5. 有生育要求但疑有子宫内膜息肉或已有息肉存在，但对宫腔镜诊治有顾虑者可短期（3个月经周期）采用药物治疗，可采用孕激素或口服避孕药治疗后再复查。若仍诊断有息肉存在且有生育要求者时间等候不宜过长，宜及早行宫腔镜诊治，对增加妊娠率和活产率有益。

6. 对无生育要求者及对宫腔镜诊治有顾虑者可放置曼月乐或口服米非司酮，口服避孕药，如给予促性腺激素释放激素或孕三烯酮进行治疗。

7. 绝经后子宫内膜息肉，若为良性息肉，可给予药物治疗以预防复发；若合并不典型增生，复杂性增生则进一步需考虑物理治疗或手术治疗，略有顾虑则可口服高效孕激素3个月后行宫腔镜复查。根据病理结果决定下一步治疗，若已有癌变或合并癌症，必须手术治疗。

上述治疗对控制月经期过长或延缓息肉发展能起一定作用，但是否完全消除息肉尚缺乏佐证，所以对于无生育要求者也主张行宫腔镜诊治以减少后患。

第二节　各种管理的方法和作用

1. *放置曼月乐（左炔诺孕酮宫内节育系统，LNG-IUS）* 除有避孕作用外，还能因局部微量释放高浓度的孕激素以抑制孕激素受体表达，使子宫内膜萎缩、子宫内膜变薄，预防子宫内膜息肉发生发展。曼月乐引起的主要不良反应为不规则阴道出血，月经淋漓不尽，卵巢囊性增大，属功能性囊肿，一般6个月后缓解。这些症状和现象会影响妇女生活质量，造成日常生活不便或引起患者思想顾虑，也有因不便坚持使用而取出者。此外作者认为曼月乐仅有一个规格，而女性宫腔大小却因先天生长发育、生育次数不一导致宫颈口松弛度不一致；再因曼月乐有尾丝，易导致宫内节育器移位，尾丝致阴道病原体上行感染，白带增多，也有性生活不适等现象发生。放置前宜与使用者充分沟通，医患双方定期随访时均应引起注意和重视，尤其是初放置期6个月内，以后每年复查曼月乐或定期复查子宫内膜时均应引起关注。

2. *孕激素类药物* 可对抗雌激素对子宫内膜的增殖作用，使子宫内膜进入分泌期以达到抑制子宫内膜息肉生长和预防其复发的目的。放置曼月乐也是对子宫内膜发挥全周期有孕激素的作用。也可口服孕激素，如周期使用地屈孕酮。

3. *口服避孕药* 口服复方避孕药如优思悦（屈螺酮炔雌醇Ⅱ号）等，该药是复合甾体激素类药物，含有低剂量的雌激素和孕激素，与女性身体内激素相似，可在修复子宫内膜同时又抵抗子宫内膜局部的高雌激素状态，恢复正常月经周期，减少非功能性子宫内膜息肉发展。

4. *促性腺激素释放激素激动剂（GnRHa）* 持续使用后对垂体产生降调作用，使体内雌激素水平下降对子宫腔内膜环境起改善作用，对子宫内膜直接抑制，从而对子宫内膜息肉生长有一定缓解作用。停药后又有反复，且使用至少3～6个月，低激素症状也较严重，仅适合年龄偏大或绝经妇女。

5. 孕三烯酮　具有雄性激素作用，可对抗雌激素作用，但其副反应如雄性激素症状、肝功能损害等影响实际使用。

6. 中成药与孕激素合用　有报道称，如桂枝茯苓胶囊联合后半周期使用地屈孕酮，其真实作用难以分清，由患者及医师（中医、西医或中西医结合医师）自行应用，中成药也应辨证论治，不能随便乱用或滥用。

总之，对于子宫内膜息肉，应结合患者年龄症状，生育要求，息肉大小，高危因素，宫腔镜下所见，病理学结果等进行个体化管理。

7. 放置宫内节育器者　时间久后也易产生子宫内膜息肉，但放置后定期行超声复查时，细小息肉难以发现或IUD遮挡等不能发现。更有建议对IUD放置时间长或绝经后取节育器后同时行子宫内膜诊刮病理检查或再次宫腔镜检查子宫腔等常可发现息肉，均应及时摘除行病理检查。

8. 子宫内膜息肉导致异常子宫出血　与息肉本身病变出血，炎症，感染，组织坏死，表面血管破裂，合并息肉外宫腔子宫内膜病变，内分泌异常，手术因素致蒂部或基底部残存，局部止血不全或损伤周边子宫内膜未修复等有关，通常息肉摘除前适量应用消炎、止血药物，且行息肉切除后症状随之好转或消失，若子宫内膜息肉切除后不规则阴道出血症状无明显改善，需进一步检查明确出血原因。根据出血严重程度及患者生育要求，结合可能病因、年龄，分别采用相应措施进行治疗，仍无效或反复治疗未愈者，则行保守性手术和（或）药物治疗，必要时可行子宫切除术。

9. 乳腺癌术后长期口服三苯氧氨者术后管理　见相关章节。

其他药物治疗除临床注意月经变化外，也应定期行阴道超声复查子宫内膜息肉的变化，药物治疗对控制月经过多或调整周期，延缓或控制息肉发展方面可能有一定作用，但比较有限。

第三节　手术后管理

手术后管理主要包括临床症状是否缓解或消除，要求生育者的孕育成功与否及其妊娠结局，以及手术有无并发症及防止复发。需要对患者进行综合管理，但也有个体化方案，采用方法和措施可参见本章有关内容。

1. 目前治疗后防止复发问题报道相对较多，主要是手术要精准地彻底切除息肉，其与手术方法（盲目刮宫、腔镜直视下切除等），采用器械物理治疗，术者技术和经验，患者子宫屈度位置，宫腔内环境（畸形粘连）等因素有关，防止残留或预防子宫内膜其他部位息肉新生。

2. 应对子宫内膜息肉发生的高危因素，如年龄大，高血压，糖尿病，肥胖，乳腺癌后三苯氧胺使用，激素代替治疗（HRT），绝经激素治疗（MHT），以及其他可能，与子宫内膜异位症、子宫腺肌症、子宫肌瘤、宫颈息肉、子宫内膜增生症等相鉴别，应引起重视和合理防治。

3. 恶变的风险随年龄的增长而增加，对于异常子宫出血，绝经后阴道出血，息肉大或多发，子宫内膜癌的高危因素，乳腺癌术后长期使用三苯氧胺等均应重点随访，定期做阴道超声检查。

4. 围绝经期的患者，有明显的更年期症状，刚刚做完子宫内膜息肉电切术，进行MHT缓解更年期症状宜慎重，MHT是一个医疗措施，必须要有三大适应证：绝经相关症状，泌尿生殖道萎缩相关症状，绝经后骨质疏松的防治（包括有骨质疏松的危险因素及绝经后骨质疏松），还必须排除禁忌证，注意慎用情况。在国外只有禁忌证，没有慎用之说，只在中国有慎用情况。大家要明白，慎用情况并不是禁忌证，只是提示我们在使用MHT时需要慎重选择药物，必要时请相关科室协助，同时还必须强调在窗口期使用（窗口期是年龄小于60岁或绝经时间＜10年），而且要尊重患者的主观意愿时，以上条件均具备方可应用MHT。

患者在围绝经期有明显的更年期症状，宜选择来月经方案。其中，需要根据患者的自身情况选择口服雌激素或经皮雌激素；而该类患者可选用宫内放置曼月乐，这样就符合了绝经激素治疗的原则：对于有子宫的患者既要补充雌激素，又要补充孕激素来对抗雌激素对子宫内膜的增殖作用。此时雌激素能缓解更年期症状，宫腔里放置曼月乐可对抗雌激素对子宫内膜的增殖作用，还可以预防息肉的复发，这种方法比较好一些。

5. 若询问或查阅诊疗病历或出院记录知晓，采用息肉粉碎切除者，因无完整息肉取出而影响病理分析，万一有恶性病变，漏诊者随访时尤应引起重视和警惕。

6. 根治性子宫内膜息肉治疗即子宫切除术，子宫切除术后无息肉复发及恶变可能性，但创伤及成本较高，患者依从性差，且有一定手术并发症，只有与患者商讨明确手术意义及手术风险后，仅少数患者有恶变，多发性息肉或非手术治疗等无效，最后才考虑此手术。

第四节　子宫内膜息肉复发和预防

一、子宫颈与子宫内膜息肉的复发

通常将息肉采用手术或器械处理后影像学恢复正常，但日后又出现临床症状，影像学或其他方法又发现息肉，统称为复发。但实际可能漏于前次手术或器械未完整剔除，基底部有残留或又新生形成，尤其是不在原病变部位，此类均不能称复发（对临床常见的子宫肌瘤复发的称呼也同样）。复发是指因各种原因又在原部位再次出现，且组织病理学类型相同。

通常复发是原病变，病灶未彻底清除，有残留，日后原处疾病病灶又再发、再生、再长大；但因子宫腔范围狭小，宫腔镜等手术不可能随便和无限制地被反复应用，也有原息肉确已切除，而其他部位又新长出，两者也难以区分，所以统称为复发，本身存有不科学和不确切之处。若在原处已彻底清除或已挖除，也未发生其他部位转移，而是子宫腔内其他部位因各种原因又重新出现新息肉，组织类型可相同或异样（不同于转移可发生在其他部位，但组织类型必须相同），但不能称复发。若子宫内膜息肉采用单纯非直视的刮宫去除息肉，仅凭术者手的操作感觉则可有许多子宫内膜息肉无法完整切除（有称占60%～87%）而有残留，这些患者术后不同时间又发现息肉，这类实属残留，而非真正复发。

二、子宫内膜息肉复发与诊治的关系

1. 肉眼识别的正确性。

2. 诊断准确率与月经周期（增生期、分泌期、绝经期）有关，息肉与雌孕激素影响（增生期子宫内膜与子宫内膜增殖混淆），大小，数量。

3. 息肉基底大小，切除方法，医师经验、技术，是否切净，切割深度。

4. 病理诊断，术后是否需要加用其他治疗。

5. 影像学诊断等许多因素影响。

6. 也与激素失调、细胞因子表达异常及细胞增殖失调等有关。

7. 良性与恶性不一，良性息肉复发率＜10%，而没有核异型的子宫内膜增生性息肉约50%会复发，且常有症状或复发时呈癌前病变或癌，则需要根治性治疗。

8. 与手术后服用三苯氧胺，激素替代治疗（HRT），绝经期激素治疗的剂量和时间长短等有关。

目前，尚无明确证据显示药物能治疗子宫内膜息肉。约25%的息肉可自行消退，尤其是长度＜10mm的息肉更容易消退。由于绝经后无症状息肉极少恶变，因此在与患者讨论并充分告知的基础上，可以选择非手术治疗。通过盲目刮宫去除子宫内膜疾病的成功率少于50%，且大多不能将息肉完全去除，因此盲目刮宫不应作为诊断或治疗子宫内膜息肉的有效措施。

单纯诊刮这类盲操作在60%～87%的息肉病例中无法完整切除之，这些患者残存的息肉不应认为是真正的复发。宫腔镜下子宫内膜息肉电切手术能在直视下将息肉及其根部完整切除，而保留周围的内膜组织。

没有核异型的子宫内膜增生性息肉近50%复发，且复发常有症状或复发时呈癌前病变或癌，因此需根治性治疗，如全子宫切除。而良性息肉复发率少于10%。

Preutthipan等报道，宫腔镜下电切子宫内膜息肉的术后复发率为0，微型剪刀、抓钳或电极治疗的术后复发率为2%～15%，Paradisi等报道宫腔镜下子宫内膜息肉切除术后复发率为2.5%～3.7%，随访时间最长是9年。Alhilli统计认为采用宫内粉碎术和宫腔镜下子宫内膜息肉切除术后随访4年子宫内膜息肉复发率分别为4.5%和10.6%，宫内粉碎术后子宫内膜息肉复发率较低。

宫腔镜下同时行息肉切除和内膜切除对改善复发率均有效，但对子宫内膜创伤的面积和范围更大，不适合用于所有子宫内膜息肉的治疗，尤其对年轻尚需生育的妇女。2014年Paradisi等报道，宫腔镜直视下子宫内膜息肉切除术（TCRP）的复发率可达13.3%。

使用三苯氧胺的乳腺癌患者宫腔镜术后子宫内膜息肉的复发率略高，有统计数据为29.7%。接受三苯氧胺者5年后发生子宫内膜病变而需手术干预者约为10%，子宫内膜发生病变如赘生物形成甚至恶变与使用三苯氧胺的时间有关，多使1年息肉复发率升高5倍，使用本药的绝经妇女子宫内膜息肉的复发率为7.7%。绝经后使用三苯氧胺者的子宫内膜息肉易有子宫内膜不典型增生的风险，常需手术干预。

对乳腺癌术后采用三苯氧胺内分泌治疗，在日后发生子宫内膜息肉治疗后预防复发时有学者建议采用宫腔镜息肉切除及联合子宫内膜去除术，以防这类妇女日后子宫内膜息肉复发。有报道称，对绝经后子宫内膜息肉切除并预防其复发，6个月、18个月、42个月、60个月的成功率分别为395例中的99.5%，385例中的97%，380例中的95.7%和377例中的95%；而对其中因特殊原因需要使用三苯氧胺者，上述不同时期的成功率分别为93%、90%、88%、87%。其复发率较低可能与该联合治疗破坏了子宫内膜，即使三苯氧胺有弱雌激素作用，息肉也常不再复发。

使用三苯氧胺治疗的乳腺癌患者，经左炔诺孕酮宫内缓释系统（LNG-IUS）保护内膜，无论是短期（12个月）的观察（OR 0.22，95%CI 0.08～0.64，2项研究，n=212），还是长期（24～60个月）的观察（OR 0.22，95%CI 0.13～0.39，4项研究，n=417），LNG-IUS都能减少子宫内膜息肉的发生。一项Meta分析报道，经大量回顾性研究证实，使用LNG-IUS不会增加乳腺癌复发率和因乳腺癌导致的病死率，但目前尚缺乏大规模的随机对照研究。

三、息肉复发的预防

以孕激素为主的口服避孕药对功能性息肉的治疗和非功能性息肉切除后有预防复发的作用，因孕激素可对抗雌激素的促进子宫内膜增殖作用，转化子宫内膜，抑制息肉生长和预防息肉复发。采用LNG-IUS（曼月乐）也有同样作用。

子宫内膜息肉复发与对子宫内膜息肉的肉眼识别、诊断准确率、月经周期(增生期、分泌期、绝经期)、雌孕激素影响（增生期子宫内膜与子宫内膜增殖混淆)、息肉大小、数量、基底大小、切除方法、经验、技术、是否切净、切割深度、病理诊断、术后是否加用其他治疗、影像学诊断技术等许多因素有关，也与激素失调、细胞因子表达异常及细胞增殖失调等有关。

孕激素类药物可用于功能性息肉的治疗和非功能性息肉切除后复发的预防，其可对抗雌激素对子宫内膜的促增殖作用，转化子宫内膜，达到抑制息肉生长和预防息肉复发的目的。因此，口服避孕药等可通过保护内膜以预防子宫内膜息肉的复发。

以孕激素为主的口服避孕药对功能性息肉的治疗和非功能性息肉切除后有预防复发的作用，因孕激素可对抗雌激素对子宫内膜增殖的促进作用，转化子宫内膜，抑制息肉生长和预防息肉复发。采用LNG-IUS（曼月乐）也是同样的作用意义。

子宫内膜息肉治疗后复发的处理，还需要更多的循证医学研究数据的支持，为临床选择最优化的方案提供更有说服力的理论和实践依据。

（石一复）

第 19 章 子宫内膜息肉的超声诊断

子宫内膜息肉是一种妇科常见病，临床表现为阴道不规则出血、不孕及流产等，是引起子宫异常出血的最常见原因之一。目前常用的超声检查方法包括普通经腹部超声（transabdominal ultrasonography，TAUS）、经阴道超声（transvaginal ultrasonography，TVUS）、三维超声（three-dimensional ultrasonography，3DUS）及经阴道子宫超声造影术（sonohysterography，SHG），其中经阴道彩色多普勒超声检查具有分辨率高，操作简单、无创、无痛苦、重复性好等优势，成为诊断子宫内膜息肉等宫腔疾病的首选检查方法。

一、子宫内膜息肉二维超声表现

1. *子宫大小* 子宫增大不明显或略增大；子宫体形态规则。

2. *息肉的超声特点* 子宫内膜息肉分单发和多发，育龄妇女多发比例较高。单发性息肉多位于宫底部，其次为宫角；典型单发息肉表现为宫腔内高回声团，其回声强度和分泌期内膜相似，形态多为椭圆形，呈水滴形或笋尖形，与内膜分界清，分界处有时可探及特征性的明亮高回声边缘线（图19-1）；少数形态为条形，超声表现类似内膜结构（图19-2），仔细观察可发现宫腔线形成弧形偏向对侧或者完全消失。息肉大小从数毫米到数厘米，超声能发现的最小息肉为2～3mm（图19-3），当息肉较大时可以充满整个宫腔与正常内膜难以鉴别。多发性息肉位于宫腔多个部位，当息肉呈弥漫性生长时往往表现为内膜不对称不均匀增厚，当合并宫腔积液时，息肉显示会更清晰。通常子宫内膜基底层与肌层分界清晰，无变形。

3. *彩色血流显像* 在较大的息肉蒂部可探及滋养血管（图19-4），呈中等高阻力的动脉血流或低速的静脉血流信号，滋养血管发自子宫肌层子宫动脉分支，通过对息肉蒂部血流的显像能够有效地提高息肉诊断率，但其显示受血流速度、血管角度、病灶直径及操作者经验等多重因素影响。

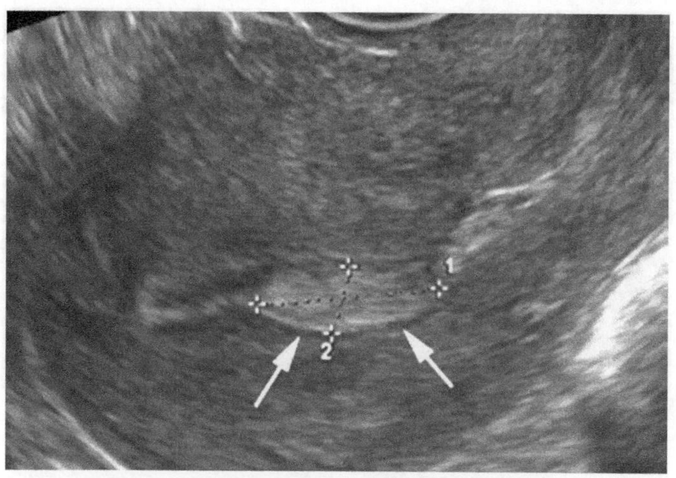

图19-1　息肉和内膜交界处高回声边缘（箭头）

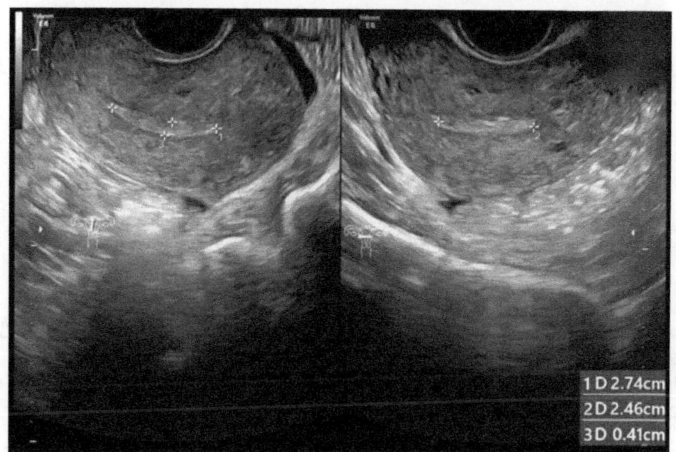

图19-2　条形息肉，超声表现类似子宫内膜

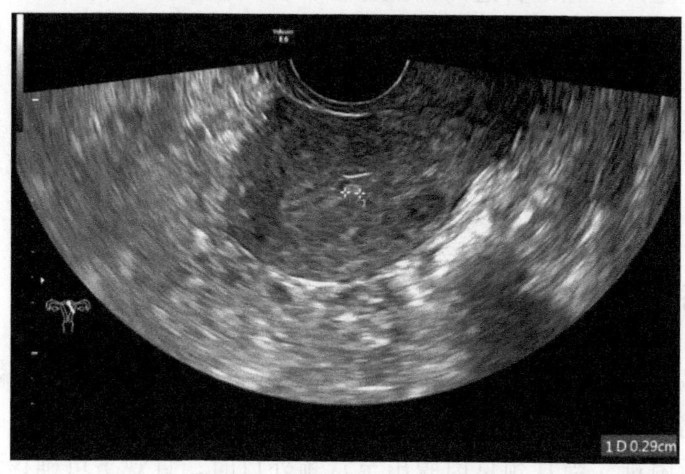

图19-3　直径2.9mm的小息肉

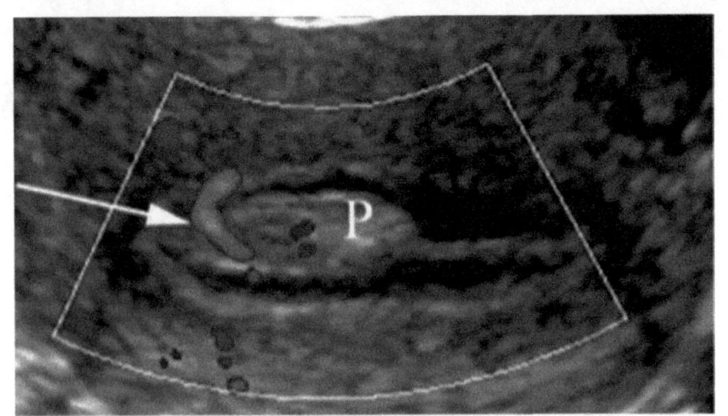

图19-4 息肉特征性滋养血流（箭头）

二、其他类型子宫内膜息肉超声表现

1. *腺肌瘤性息肉* 是以间质内含有丰富的平滑肌纤维为病理特点的一种子宫内膜息肉，是特殊少见类型，其形态与普通的子宫内膜息肉无异，基底多位于子宫后壁及宫底，其次是子宫前壁，超声表现为边界清晰的宫腔内占位，回声偏低，内部可见散在或弥漫小暗区，这是腺体增生、腺腔扩大的超声表现（图19-5），容易误诊为子宫内膜增生，蒂部滋养血流有助于鉴别。

2. *绝经后子宫内膜息肉* 多为单发，体积一般相对较大，因绝经后子宫常伴有宫腔积液，当有宫腔积液时息肉的诊断相对容易（图19-6）。

3. *服用他莫昔芬后子宫内膜息肉* 乳腺癌患者服用他莫昔芬可以导致子宫内膜增生、子宫内膜息肉和子宫内膜癌，因此需要监测子宫内膜情况。虽然经阴道超声检查是首选的筛查方法，但其假阳性率较高，几乎达50%，因为他莫昔芬具有雌激素样作用，能够引起子宫内膜基质水肿，使在宫腔镜下呈萎缩改变的内膜产生类似增生内膜的超声影像，从而难以区分子宫内膜和子宫肌层。他莫昔芬导致的子宫内膜息肉超声声像图文献少有报道，根据笔者观察，息肉多表现为蜂窝状回声，仔细观察可以探及蒂部滋养血流（图19-7A、B）。

三、子宫颈息肉二维超声表现

1. *超声特点* 宫颈管内表现出中等或高回声结构，呈水滴形（图19-8A）或长条形（图19-8B），由于回声和宫颈黏膜回声相似，较小的宫颈息肉超声诊断困难，当宫颈息肉脱出至宫颈外口时，直观下可确诊，无须超声

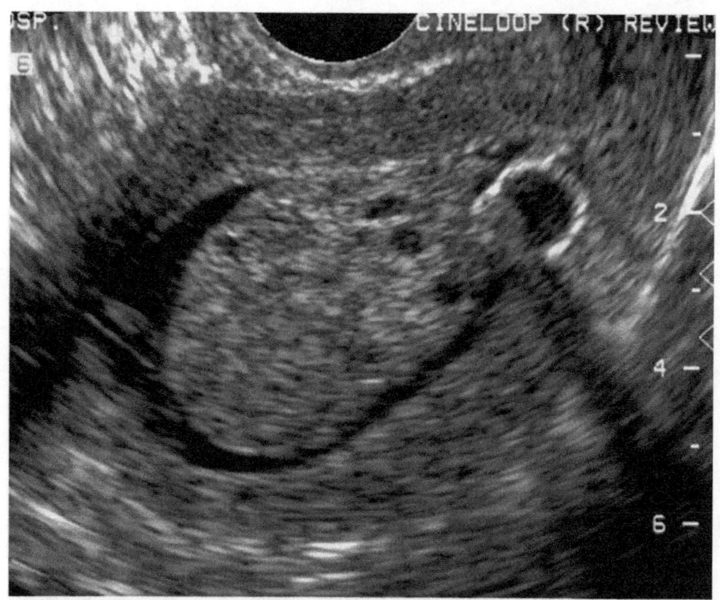

图19-5 腺肌瘤样息肉

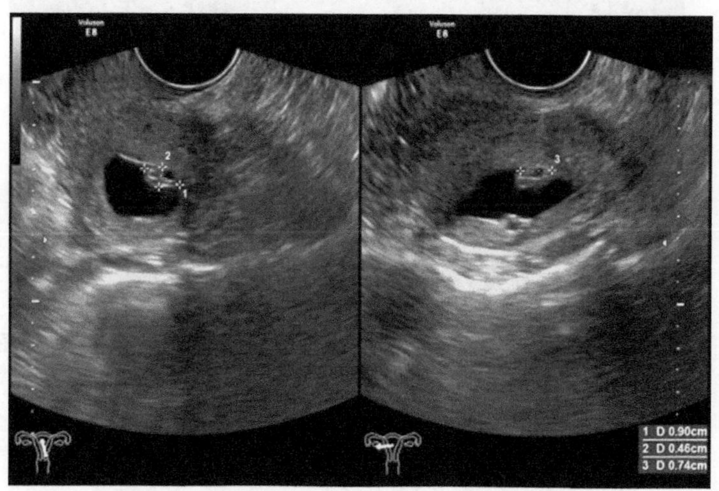

图19-6 绝经后子宫内膜息肉伴宫腔积液

诊断。

2. *彩色血流显像* 通过对息肉蒂部血流的显像可明确宫颈息肉蒂部的位置，判断是否和宫颈管或峡部相连，当宫腔息肉脱出至颈管或外口时，可见细长蒂部血流来自宫腔。

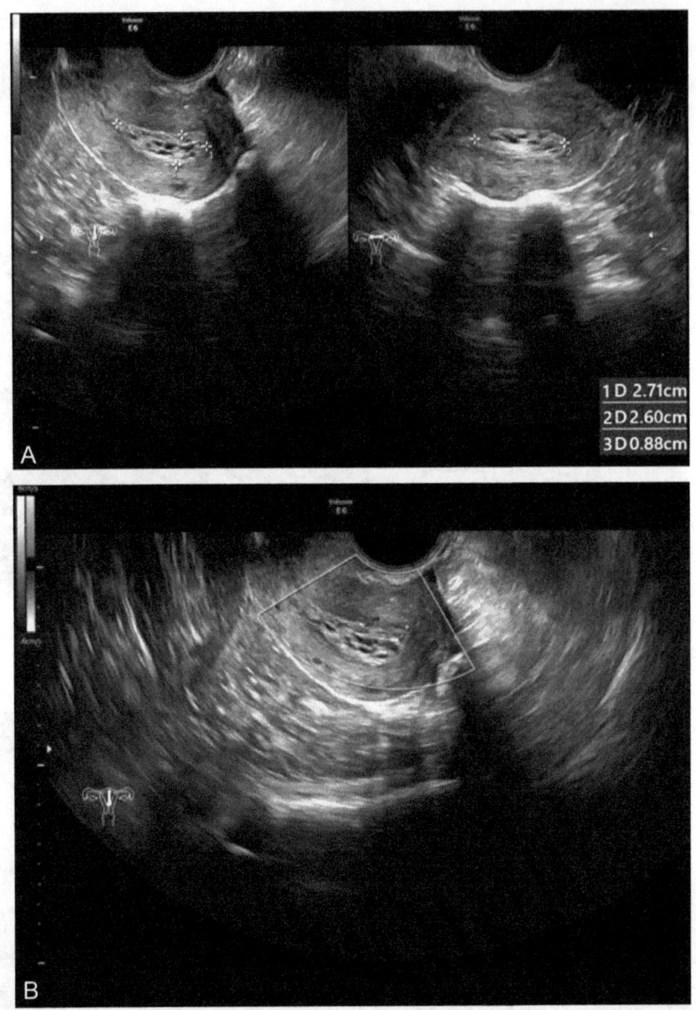

图19-7 A、B均为他莫昔芬服用后子宫内膜息肉二维及彩色声像图

四、三维超声和宫腔超声造影的应用

三维超声是在二维超声基础上发展起来的一种检查技术，可获得二维超声无法获得的冠状切面图像，通过重建三维图像，可获得明确的空间关系，并且可以多方位旋转切面，对宫底输卵管开口处及其他边缘区域的息肉显示较二维清晰，表现为宫腔内的稍高回声团，而内膜的三角形结构完整（图19-9）。

宫腔超声造影是将生理盐水注入宫腔，宫腔膨胀后，无回声的生理盐水与子宫内膜及病灶形成鲜明的对比，有助于较小息肉的明确诊断，在子宫内膜息

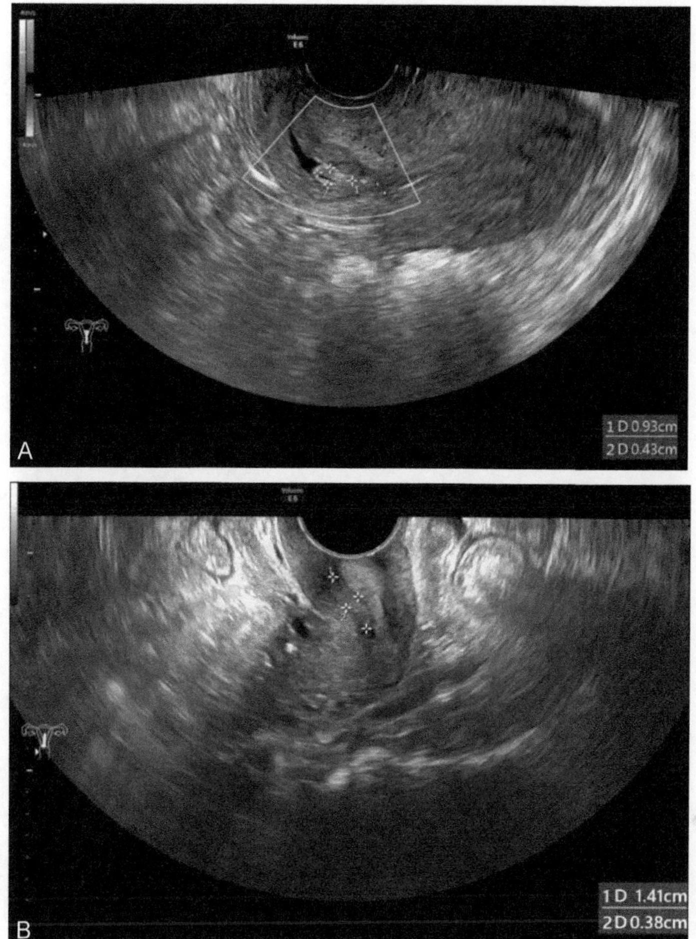

图19-8　A.宫颈管水滴状息肉；B.宫颈管长条形息肉

肉诊断方面，SHG的显示率明显优于阴道超声，能明确息肉生长部位、息肉的蒂部特征（图19-10），但SHG检查需通过宫颈管置入导管，充盈水囊，膨胀宫腔，可能会出现扩张不佳、水囊遮挡等情况而影响子宫内膜息肉的检出，且流动的生理盐水及充盈的水囊可能会给被检者带来痛苦，因此其多作为超声检查的补充方法。

五、检查时机选择

由于内膜息肉体积比较小及其超声回声和分泌期的子宫内膜比较相似，因此本病很容易出现误诊、漏诊，有报道在增生期诊断息肉的准确率较高，达

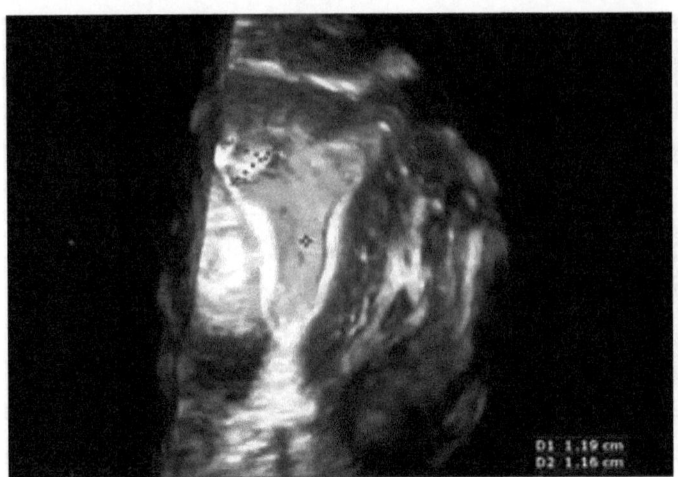

图19-9　三维超声显示三角形宫腔和左宫角高回声

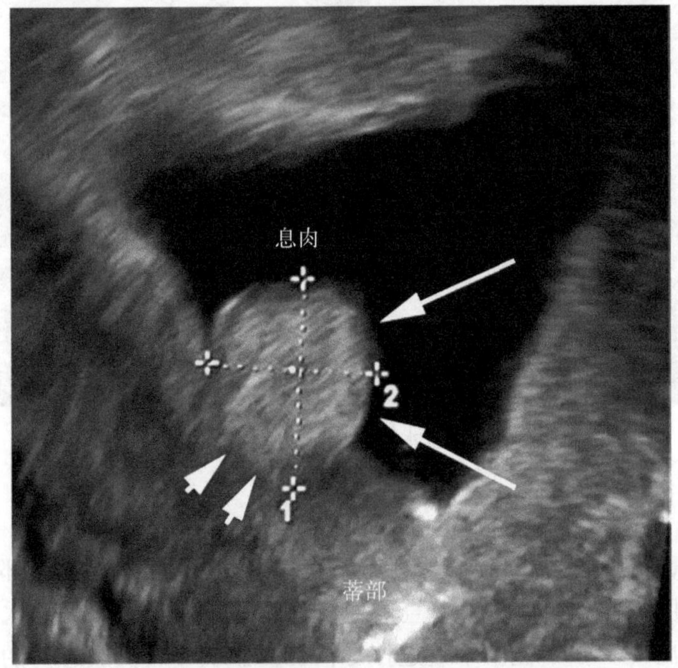

图19-10　生理盐水宫腔超声造影下显示息肉部位及蒂部情况（箭头）

（图片引自Sabry ASA，Fadl SA，Szmigielski W，et al.Diagnostic value of three-dimensional saline infusion sonohysterography in the evaluation of the uterus and uterine cavity lesions[J].Pol J Radiol，2018，83：e482–e490.）

83.6%，而分泌期准确率仅50.0%。所以选择在子宫内膜增生期进行检查可以提高息肉的检出率，对于周期正常患者建议在月经第10～12天检查。

六、鉴别诊断

在临床诊断中，子宫内膜息肉容易与正常子宫内膜、子宫内膜增生、黏膜下子宫肌瘤、宫腔残留物及子宫内膜癌等相混淆。

1. 正常子宫内膜　正常子宫内膜随着雌孕激素水平周期性变化，分泌期内膜腺体增长扭曲（超声下可以表现为内膜回声不均匀），与子宫内膜息肉难以区分，需要特别注意病灶边界和血流情况，病灶边界清晰且探及血流信号时，子宫内膜息肉诊断的准确率更高。

2. 子宫内膜增生　通常表现为内膜均匀增厚，双侧内膜对称，宫腔线居中，因此鉴别时应仔细观察双侧内膜是否对称及宫腔线是否偏移。

3. 黏膜下子宫肌瘤　多呈球形，回声偏低，低于子宫内膜，血流表现为环状血流或多支滋养血流，病灶内见粗大血流信号。

4. 子宫内膜癌　宫腔内异常回声，形态不规则，回声不均匀，与肌层分界不清，合并肌层浸润时局部肌层回声改变，彩色多普勒超声显示血流信号丰富、紊乱，血管走行不规则，呈现低阻高速的血流特征，RI＜0．4（图19-11A、B）。

5. 宫腔内残留物　形态不规则，内部回声不均匀，绒毛附着处血流丰富，常为高速低阻动脉血流。患者有停经史、流产史，结合尿HCG或血HCG检查，不难鉴别（图19-12A、B）。

6. 子宫内膜间质肉瘤　是来源于子宫内膜间质细胞的肿瘤，可来源于子宫内膜及其邻近腺肌瘤或肌瘤，也可由分布于子宫以外的异位子宫内膜间质发生恶变而来，声像图分为肌壁型、宫腔型、宫腔肌壁型及盆腔型四种，但均缺乏典型的声像图特征，其中宫腔型类似于子宫内膜息肉声像图表现，但其回声偏低，边界不清，血流比较丰富（图19-13A、B）。

7. 胎盘部位滋养细胞肿瘤（placental site trophoblastic tumor，PSTT）是一种起源于胎盘种植部位的妊娠滋养细胞肿瘤，根据病变的部位分为两种类型，即宫腔型和肌壁型。宫腔内病灶需要和子宫内膜息肉相鉴别。鉴别要点为PSTT病灶回声不均匀，与周边肌层分界不清，特征性的表现是病灶浸润子宫肌层深度常达1/2及以上，没有明确血流特征，可丰富，也可稀少（图19-14A、B）。

8. 子宫内膜息肉恶变　多发生于绝经后阴道出血患者，息肉直径一般＞1.0cm，但声像图上无特征性改变（图19-15），术前超声诊断困难。

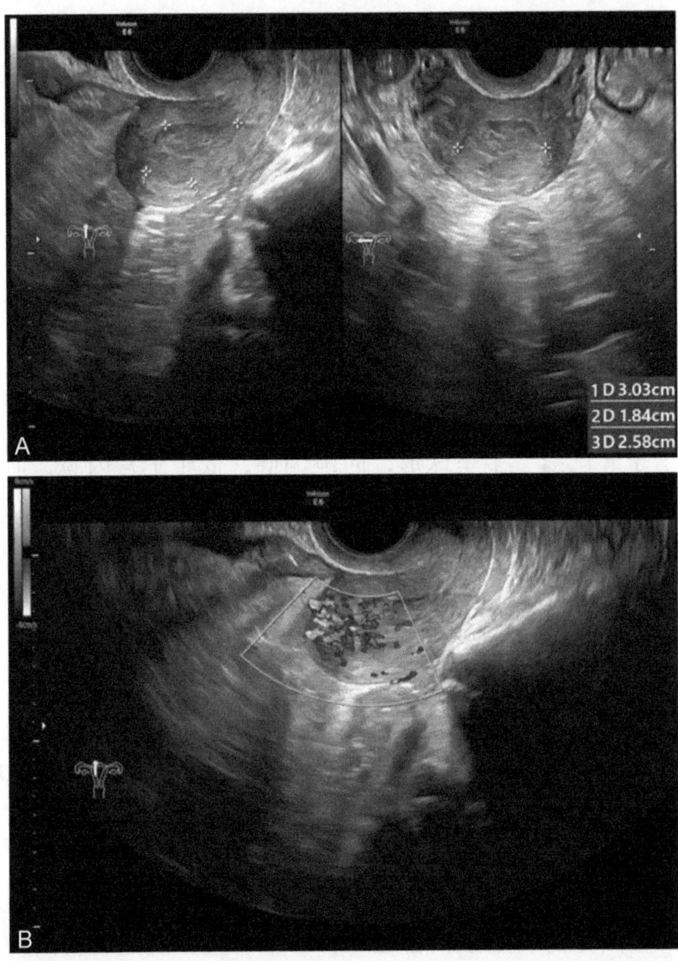

图19-11 A.子宫内膜癌伴浅肌层浸润；萎缩子宫，宫腔内病灶回声不均匀，与宫底前壁肌层分界不清；B.病灶血流丰富紊乱，血管走行不规则，宫底前壁肌层血流丰富

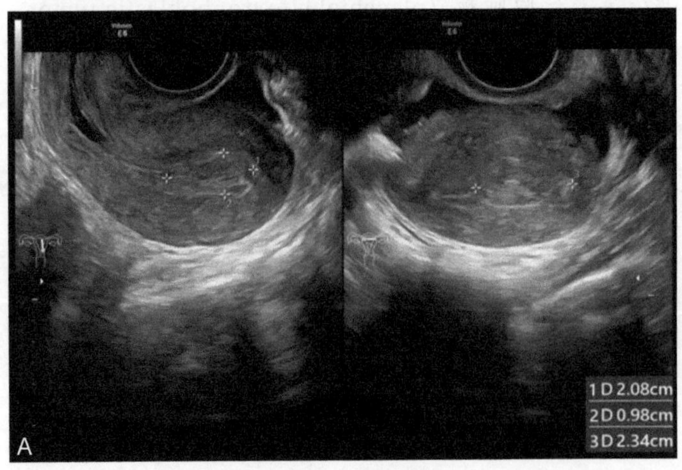

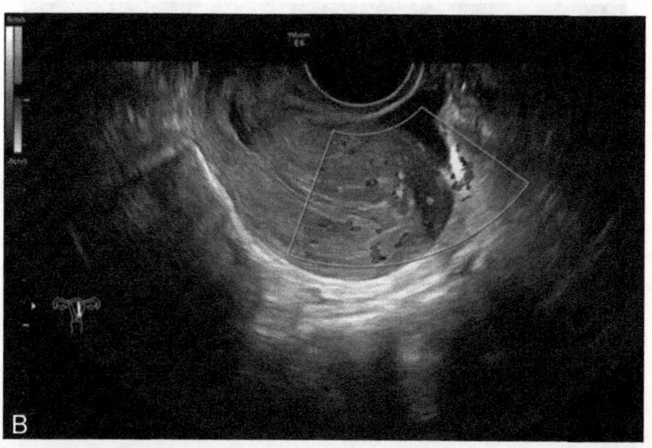

图19-12　A.人工流产后宫腔残留物回声不均匀，强弱相间；B.绒毛附着处探及高速血流信号

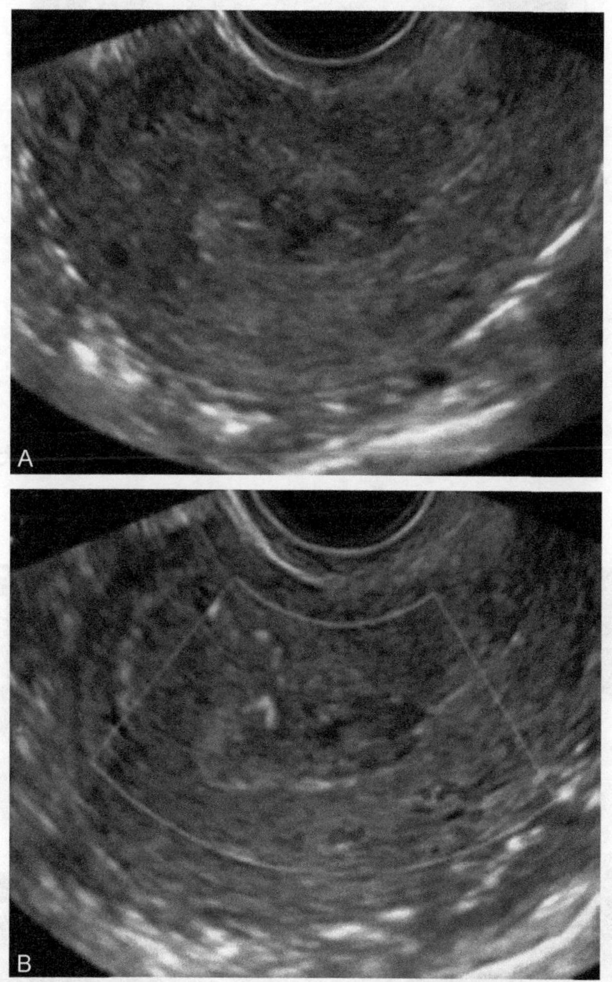

图19-13　A.子宫内膜间质肉瘤病灶回声偏低，与子宫前壁界限不清；B.子宫内膜间质肉瘤病灶血流较丰富

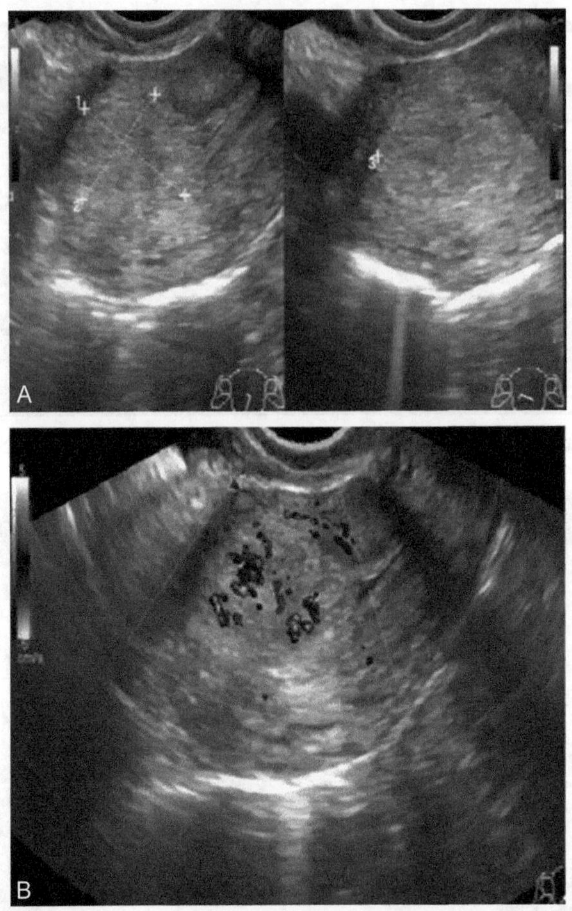

图19-14　A. PSTT宫腔型，病灶浸润子宫肌层深度达1／2以上；B.病灶血流较丰富

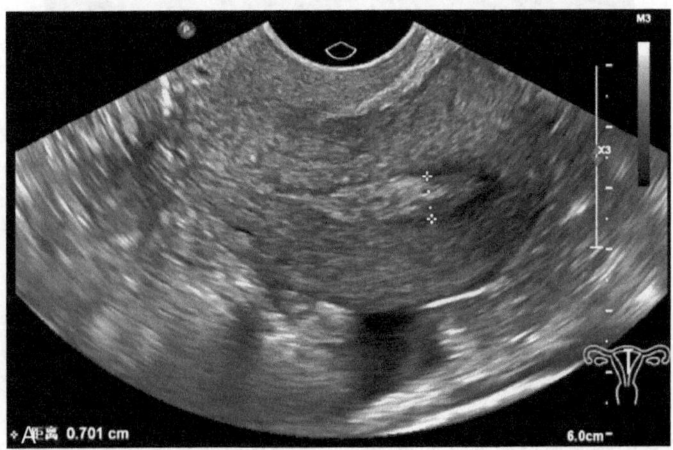

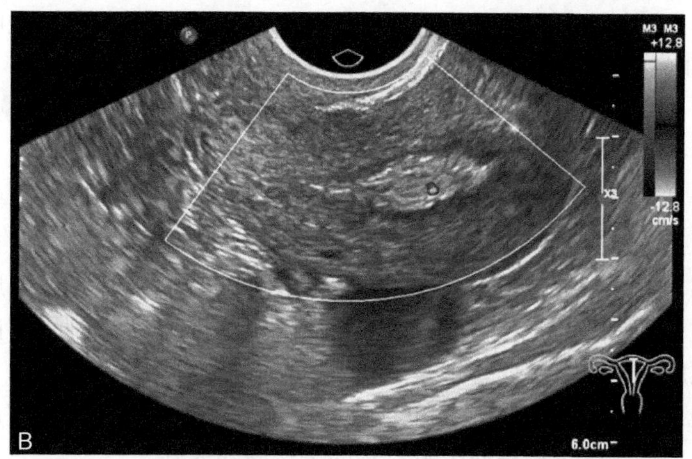

图19-15　A.非典型增生息肉二维图；B.非典型增生息肉血流图

（应伟雯）

附：常见超声对子宫内膜息肉诊断的有关问题

一、超声对子宫内膜息肉误诊的有关因素

1. 声像图不典型　有时子宫内膜息肉可呈现低回声或强弱不一回声，易与子宫黏膜下肌瘤相混淆；若子宫内膜息肉较大、形态不规则和血流较丰富时也易与子宫黏膜肌下瘤误认；还有少数与中胚叶性病变，如子宫内膜间质肉瘤、胎盘部位滋养细胞肿瘤、子宫内膜癌息肉型的赘生物息肉样等少见瘤变相混淆。所以声像图不典型或存在异样时应引起重视，病史、症状、相关检查等提供的信息有利于协助正确诊断。

2. 月经周期影响　了解末次月经，一般以月经干净后1～2天检查为宜，若有阴道出血等不宜检查。月经周期的不同时期，子宫内膜本身的声像图不一，增生晚期和分泌期子宫内膜增厚明显，超声图像为强回声，而在无宫腔积液时极易掩盖子宫内膜息肉。即使有宫腔积液，也可因子宫内膜回声与系统回声极相似而难以区别。因此，应尽量在增生早期做B超检查为宜，此时子宫内膜超声呈低回声，息肉呈强回声，此时易于鉴别，可予以诊断。有统计数据表明，在月经的增生早期阴道超声诊断子宫内膜息肉的检出率最高达88%左右。在有阴道出血者中如出现子宫内膜增厚应在月经干净后复查。

3.合并子宫肌瘤　子宫内膜息肉合并子宫肌瘤常会引起对子宫内膜息肉的漏诊，因较大的子宫肌瘤或子宫腺肌症时，子宫体积明显增大，子宫内膜常受压而变形移位；也因子宫体积明显增大，经阴道超声的探测距离也明显增大，图像分辨力明显下降，所以不易使子宫内膜息肉显示出来而致漏诊。

4. 宫腔内有妊娠物残留　因这些残留物回声表现也为强回声或强弱回声不一，此时又合并子宫内膜息肉时采用阴道超声也难以检测出来。

5. 宫内节育器声影干扰　宫内节育器超声图像表现为宫腔内的强回声伴有彗星尾征。又因不同的宫内节育器的材料、形态不一，所以超声图像也不同。子宫内膜息肉较小时，其强回声易被宫内节育器的强回声所掩盖，所以小息肉常未被检出而漏诊。临床上对放置宫内节育器取出时采用诊刮子宫内膜或宫腔镜观察时见放置宫内节育器者合并子宫内膜息肉者也不为少数。

6. 其他少见宫内赘生物者　也常有误诊为息肉或息肉样物，超声检查时若对患者病史、症状等进行全面了解，有助于诊断和鉴别。

二、超声对子宫内膜息肉的其他有关技术

1. 自由解剖成像结合VCI对子宫内膜息肉诊断　详见第15章第一节有关内容。本法仅作探讨，实用性尚待进一步验证。

2. 经阴道子宫声学造影术（SHG）　此法不是新技术，有一些单位和医师喜欢采用。本法通过宫腔内灌注造影剂膨胀宫腔，增加组织间声阻差异性，以宫内无回声区作为对照，显示子宫内病变特征的一种检查方法。虽有作者认为本法优于单纯阴道B超检查子宫内膜息肉，与宫腔镜检查的准确率相似，但操作时需由宫颈管置入导管，充盈水囊，膨胀宫腔，但也可能会出现扩张不佳、水囊遮挡等影响子宫内膜息肉的检出，也可因流动的造影剂及充盈的水囊给检查者带来痛苦。本法实际临床应用也不多，效果不及阴道超声检查和宫腔镜检查。

三、超声对子宫内膜息肉不孕诊断的应用

诊断性刮宫和病理标准获得是子宫内膜息肉的条件，但诊断性刮宫常有盲目性，操作时难以精确捕获而遗漏，所以准确率低；若在超声检查后再诊刮，虽正确率有所提高，但盲目性可减少，捕获率可提高，但仍有对其周围有一定范围的正常子宫内膜创伤；若在B超监护下诊刮、取材，准确性则又有提高。现今B超诊断子宫内膜息肉的敏感度为70%～80%，特异度为98%左右，并在宫腔镜直视下大体观和病理获取息肉更为精确完整，有利于诊治。无论如何，B超在诊断子宫内膜息肉中的作用十分重要。

正常子宫内膜在增生期和分泌期可表现出两种回声类型：三线征型和均质

型。子宫内膜息肉时宫腔内可见异常回声团，伴内膜线移位，局部弯曲变形，伴宫腔积液，显示宫腔内有悬挂的小乳头样物。子宫内膜息肉由于质软，在宫腔内常形成适应宫腔外形的赘生物。超声图像上以高回声多见，若见有复杂回声，应考虑息肉内间质成分及腺体成分构成的不同，当息肉内腺体扩张或局部水肿坏死形成积液时，声像图上显示为无回声区，使息肉回声多样化。

四、超声对子宫内膜息肉的诊断和鉴别诊断

1. *典型子宫内膜息肉的超声表现* 子宫腔内中高回声团，与内膜边界清晰，形态规则，呈圆形、椭圆形、乳头状、水滴状或条索状，伴或不伴宫腔积液，因被子宫内膜包绕，有时可见病灶周围环绕弱的强回声晕，子宫内膜形态不对称，彩色多普勒超声显示一条较粗的长条状或棒状血管从内膜基底层连续到病灶内，有时息肉内部亦见星点状或稍丰富的血流信号，多普超声检查可测得低速的动脉血流频谱，血流速度5～13cm/s，RI＞0.4。

2. *不典型的子宫内膜息肉超声图像* 子宫腔内团块基底宽、回声低或回声杂乱，当息肉中间囊性病变时，其内可见液性小暗区。

3. *子宫腔内强回声的鉴别*

（1）黏膜下子宫肌瘤：鉴别要点一是肌瘤形状呈圆形，息肉为水滴状；二是肌瘤回声可有衰减，息肉无衰减；三是黏膜下肌瘤致内膜基底层变形或中断，息肉则表现为内膜基底层完整无变形。超声表现为宫腔线分离，病灶呈圆形，突出内膜表面，边界清晰，回声低或有衰减，部分有蒂，内膜基底层变形或中断，可探及肌瘤周围环状或半环状血流。

（2）子宫内膜增生过长：内膜表现为均匀增厚，双侧内膜对称，宫腔线居中。超声表现为子宫内膜均匀增厚，呈梭形高回声，宫腔线居中，双侧内膜对称或见散在分布的小囊结构，部分非典型子宫内膜增生患者内膜增厚不均，见结节状高回声团块，CDFI显示高回声的子宫内膜内可见散在分布的点状血流信号。

（3）宫内早早孕：内膜息肉内由于局部水肿、坏死积液的影响，回声发生改变，形成类似早期妊娠囊的结构，应仔细询问病史加以鉴别。妊娠囊与中间囊性变性的内膜息肉相似。

（4）子宫内膜癌：超声图像表现为子宫内膜形态不规则，多呈菜花状强回声团块，内部回声紊乱不均，基底宽，癌变内膜与肌层浸润处有丰富的血流信号，并可测及异常低阻力血流频谱，RI＜0.4。对于老年妇女，尤其是绝经后阴道出血的妇女检查要仔细、谨慎。

鉴别的关键是内膜普遍回声不均，彩色超声检查对鉴别子宫内膜息肉与内

膜癌和内膜息肉恶性变有帮助。

（5）其他：有关宫颈、子宫内膜息肉的瘤样病变（良性、恶性）的超声图像与息肉也极为相似，容易引起混淆，还需要临床参考组织病理学确诊。

经阴道超声检查对子宫内膜息肉的检出率较经腹部超声明显提高，虽然还有较大的误诊、漏诊率，但目前还是诊断子宫内膜息肉的首要方法。

（石一复）

第 20 章 子宫内膜息肉的HSG诊断

子宫内膜息肉的诊断方法主要有阴道超声、子宫输卵管造影（hysteron salpingography，HSG）、盆腔MRI及宫腔镜检查。HSG是一种常规的X线检查方法，由于子宫及输卵管呈软组织密度，与周围结构缺乏自然对比，不能显示，需注入造影剂使颈管、宫腔及输卵管显影。目前HSG主要用于不孕症患者的检查，以了解宫内及输卵管通畅情况，而子宫内膜息肉常见于不孕妇女，综合证据表明子宫内膜息肉对生育有不利影响，其发病率有上升趋势，因此在不孕症患者中应用HSG检查常会发现子宫内膜息肉，HSG仍是诊断子宫内膜息肉的主要方法之一。

HSG检查方法：造影前需排除生殖道出血、急性炎症及碘过敏等禁忌证，于月经干净3～7天进行。造影时患者取膀胱截石位，常规消毒外阴、阴道后，将特制导管置于宫颈外口注入含碘造影剂，透视下观察造影剂进入宫腔、输卵管直至弥散入盆腔的全过程，并摄片记录。

HSG正常宫腔表现（图20-1）：宫腔形态随子宫解剖位置呈倒三角形或梭形，宫内造影剂充盈良好，密度均匀，边缘光整，两侧宫角显示锐利，子宫颈管黏膜显示似棕榈树表现。

子宫内膜息肉是包含腺体和间质的子宫内膜局部突起性病变，大小不一，其典型HSG表现为宫腔内条形、圆形或类圆形充盈缺损，密度高低不一，宫腔边缘凹凸不平，呈波浪状或指压样改变（图20-2，图20-3），可单发或多发，病灶大小、形态随注入造影剂的量和压力变化而有所变化。

子宫内膜息肉鉴别诊断主要有子宫内膜增生、黏膜下肌瘤、宫腔粘连等宫内病变。子宫内膜增生是腺体和间质比例增加超过正常周期的增生，内膜均匀或不均匀增厚，表现为宫腔内弥漫颗粒状、丝条状或不规则充盈缺损（图20-4），内膜明显增厚者，宫腔显示呈“菊花”状改变（图20-5）。HSG片上不能区分子宫内膜增生病理类型，也不能准确提示有无合并内膜息肉（图20-6），尤其是息肉样增生与内膜息肉的鉴别。子宫黏膜下肌瘤：较大肌瘤表现为宫腔内圆形或椭圆形充盈缺损，边界清楚，占位效应明显，周边宫壁向外隆起改变（图

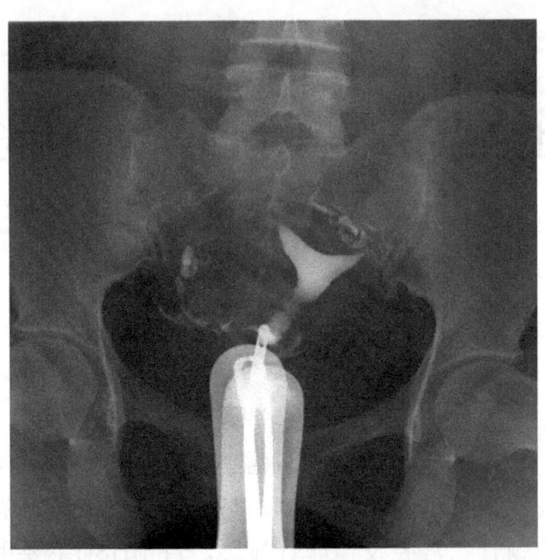

图20-1 HSG正常宫腔表现：宫腔显示呈倒三角形，形态规则，密度均匀，边缘光整

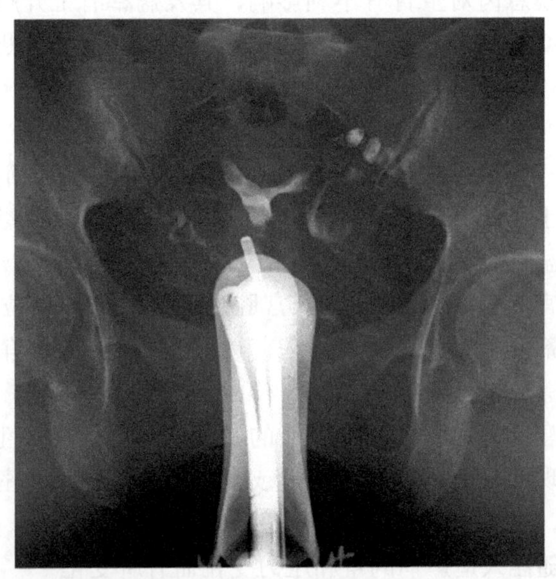

图20-2 子宫内膜息肉 HSG显示宫腔内多个圆形和类圆形充盈缺损，边缘凹凸不平，呈“指压样”改变

20-7）。而较小肌瘤与内膜息肉有类似表现。宫腔粘连：是各种因素所致子宫内膜基底层损伤后，宫腔肌壁间和（或）颈管的相互粘连。HSG表现为宫腔及颈管壁毛糙、不光整，宫腔内见大小不等、形态各异，如“鼠咬样”“虫蚀样”充盈缺损，边界锐利（图20-8，图20-9）。局限性宫腔粘连易与内膜息肉相混淆；广泛或重度粘连者宫腔体积明显缩小、变形，颈管不规则狭窄，结合临床

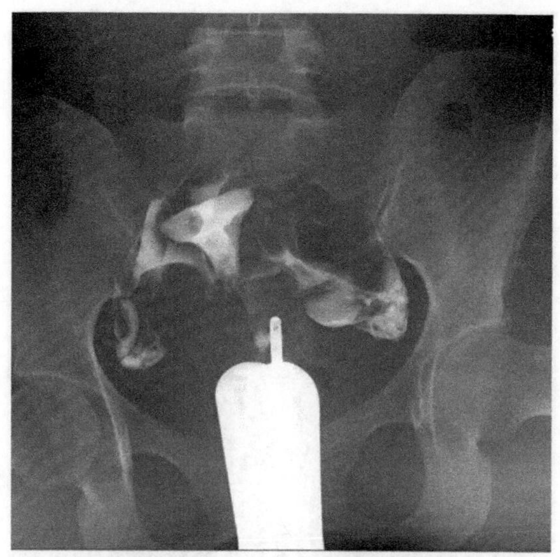

图20-3　子宫内膜息肉

宫腔内密度不均匀，显示条形和不规则形充盈缺损，边界欠清楚。双侧输卵管通畅

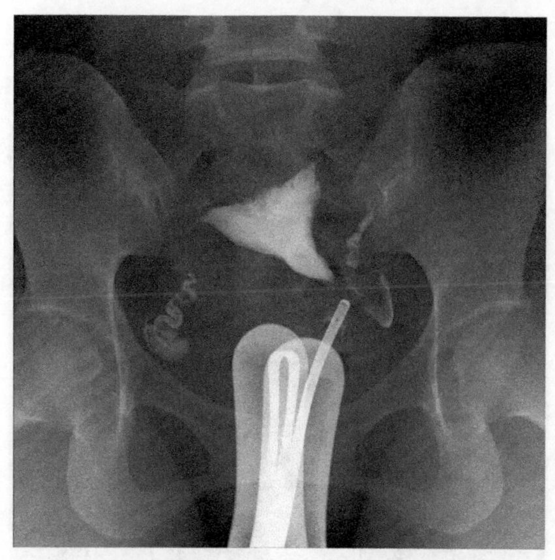

图20-4　子宫内膜增生合并息肉

宫腔形态尚规则，局部内膜增厚明显，见条状、颗粒状充盈缺损

病史，不难诊断。

文献报道HSG对子宫内膜息肉的诊断可获得较高敏感性，但特异性较低，多应用于不孕症患者，可为临床进一步诊治提供影像学依据。对于绝经后妇女因阴道出血怀疑子宫内膜病变，应首选阴道超声和（或）盆腔MRI检查。

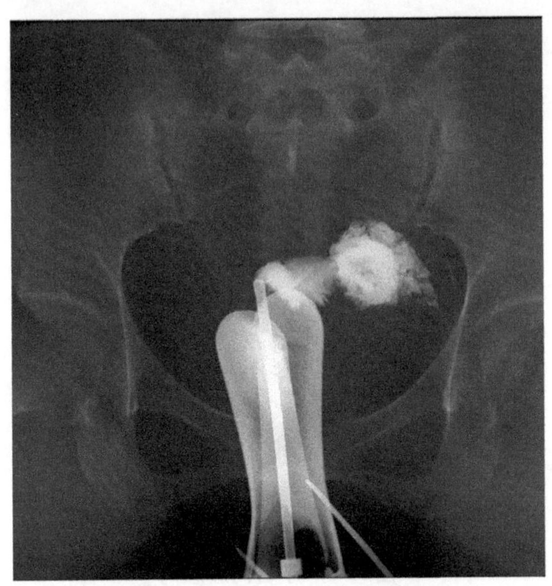

图20-5 子宫内膜不典型增生

内膜明显增厚，宫腔形态失常，显示呈“菊花样”充盈缺损

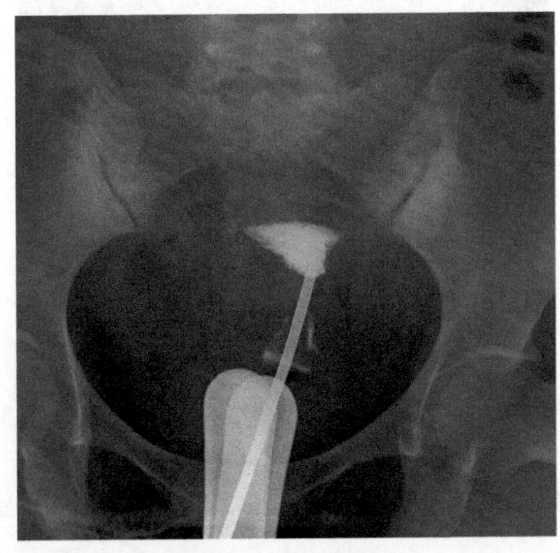

图20-6 子宫内膜增生

宫腔内弥漫见颗粒状、丝条状充盈缺损

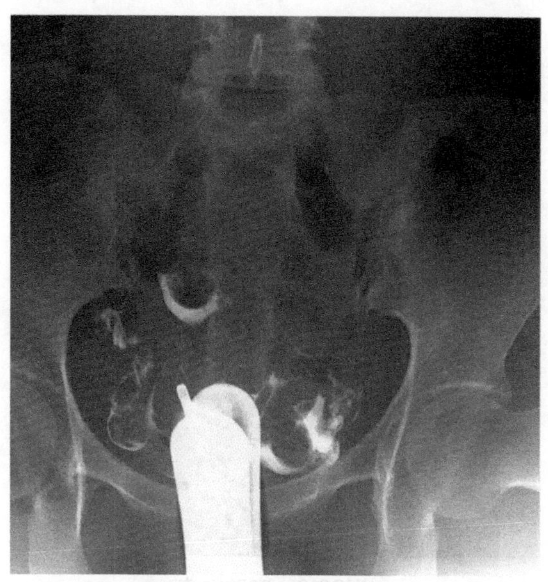

图20-7　子宫黏膜下肌瘤

宫腔内见较大圆形充盈缺损，边界清楚，占位效应明显，周边宫壁有向外隆起改变

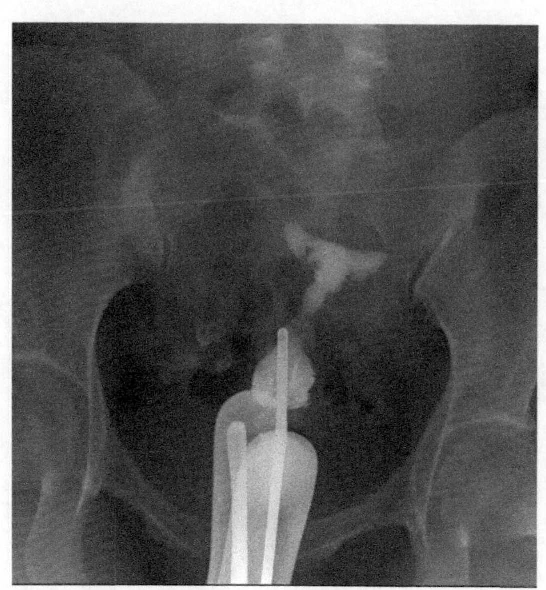

图20-8　宫腔粘连

宫腔形态欠规则，两侧缘不规则充盈缺损，呈“鼠咬样”改变

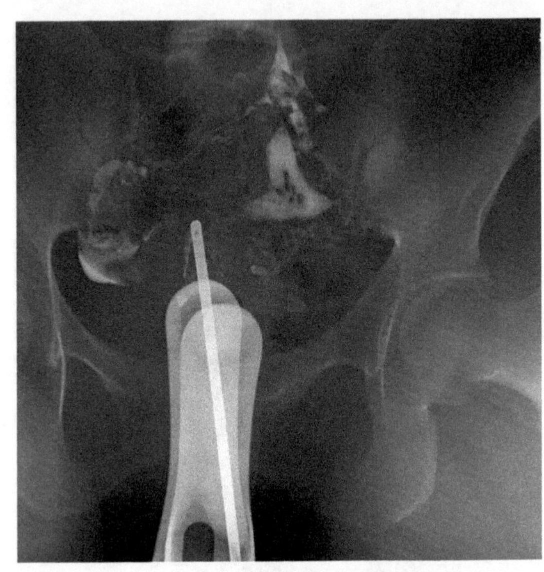

图20-9　宫腔粘连

宫腔中央多个大小不等、形态各异充盈缺损，边界锐利，其余部分充盈良好

（俞琳玲）

第21章 子宫内膜息肉和宫颈息肉的MRI检查

子宫内膜息肉（EP）是育龄期和绝经后妇女最常见的子宫内膜病变之一，近年来其发病率呈明显上升趋势。EP常因临床症状不典型、直径较小等被忽视，尤其在不孕症患者中，EP通常是在常规子宫输卵管造影或卵泡监测期行超声检查时发现。正常子宫内膜具有动态变化的特性，受患者年龄、经期状态、经期阶段等影响，因此宫腔病变的影像学评价具有一定的挑战性。许多良性和恶性子宫内膜病变可累及宫腔，导致宫腔出现异常，且宫腔良、恶性病变影像表现多样，部分重叠。近年来，随着磁共振成像（MRI）设备的普及、性能的提升和成像技术的不断改进，MRI被越来越广泛地应用于女性盆腔疾病的诊断，在子宫内膜病变的检出、分级及分期等方面都优于超声和CT，成为评价子宫内膜病变影像学方法。宫颈息肉常见于40岁以上女性及分娩次数多的妇女，通常在妇科检查或其他检查中被发现。

一、MRI 常规扫描技术

MRI常规成像序列包括：横轴位T_1加权成像（T_1WI）和横轴位、矢状位、冠状位T_2加权成像（T_2WI）并抑脂序列，横轴位、矢状位、冠状位T_1加权成像增强扫描。

二、常规 MRI 检查在子宫内膜息肉中的作用

在组织学上，子宫内膜息肉含有3 种不同的成分，包括含有致密纤维或平滑肌组织的基质、厚壁血管和子宫内膜腺体。非功能性息肉多见，腺肌瘤样息肉或腺纤维瘤样息肉少见。

MRI常规成像序列对软组织分辨率高，具有多方位、多参数成像特点，能够清晰地显示息肉的部位、形态，特别是囊性变。

（1）形态特征：息肉可单发或多发，呈乳头状、笋尖状或球形，位于子宫

内膜腔侧壁或宫底（图21-1～图21-4）；也可弥漫、充满整个宫腔（图21-5～图21-9），如息肉伴子宫内膜增生、腺纤维瘤样息肉或腺肌瘤样息肉，部分息肉可以突入宫颈管内，且可见有蒂与肌壁相连。

（2）信号特点：T_2WI是诊断子宫内膜病变的首选序列。文献报道，75%息肉于T_2WI中心呈等或稍低信号（图21-1、图21-2），经病理证实为致密纤维组织或平滑肌组织；55%中心可见囊性高信号（图21-3），经病理证实为子宫内膜腺体囊性变；由于息肉间质内存在厚壁血管，当息肉坏死时，35%可见出血，根据出血时间表现不同信号，T_1WI较敏感可表现为高信号（图21-4）。有作者认为，T_2WI中心低信号纤维核和高信号囊性变是息肉特征性MRI 表现，而T_1WI呈等信号无明显特异性。腺纤维瘤样息肉或腺肌瘤样息肉则因息肉间质内的平滑肌纤维成分多少而表现不同，当纤维成分较多时T_2WI呈低信号或极低信号为主，但平滑肌成分较多时T_2WI呈等或稍低或稍高信号，而腺体增生明显及腺体

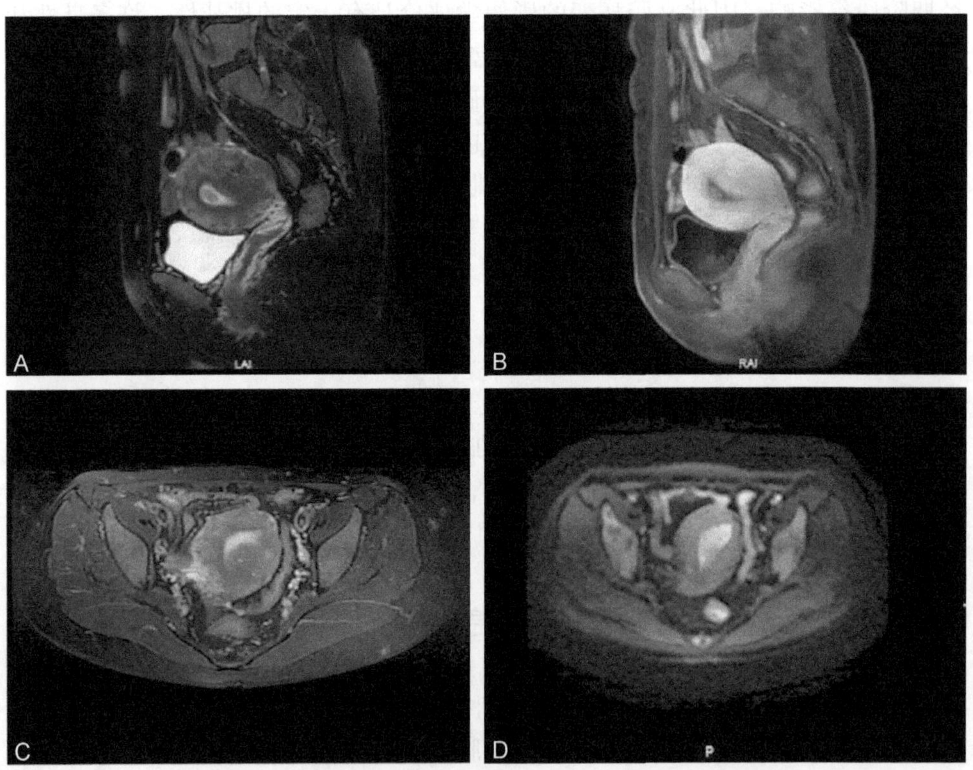

图21-1 患者，42岁，子宫内膜息肉，左后壁子宫腺肌病

A.矢状位T_2WI示宫腔内低信号结节，后壁肌层增厚，呈低信号；B矢状位T_1WI增强扫描示病灶中等强化，自宫腔前壁向宫腔内突入，边界清楚；C.横轴位T_2WI示左后壁子宫肌层增厚以结合带增厚为主，低信号内见多发点状高信号；D.横轴位DWI示高信号内膜内见点状结节状稍低信号

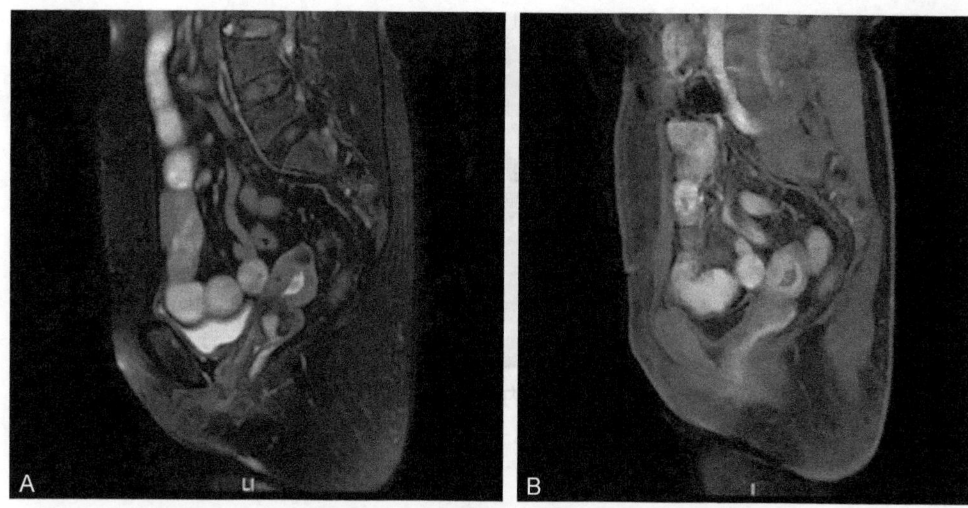

图21-2　患者，62岁，子宫内膜多发息肉，子宫多发肌瘤

A.矢状位T_2WI示宫腔内2枚结节灶，近子宫底1枚呈低信号，另1枚呈等信号；子宫前壁及子宫底肌层可见低信号小结节（肌瘤）；B.矢状位T_1WI增强扫描示近子宫底病灶明显强化，另1枚病灶呈中等强化；肌瘤不均匀强化

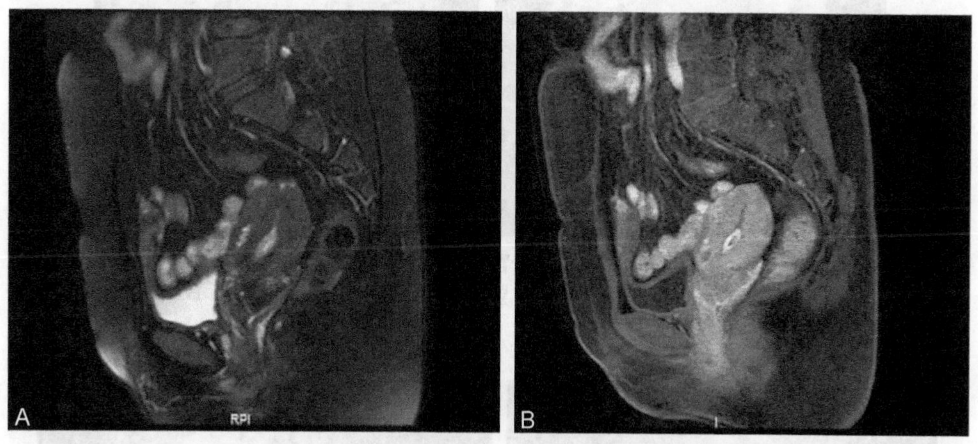

图21-3　患者，49岁，子宫内膜息肉

A.矢状位T_2WI示宫腔内乳头状等信号影，内见高信号囊性影；B.矢状位T_1WI增强扫描示病灶明显强化，囊变区未见强化

扩张，以小囊状高信号为主（图21-7～图21-9）。

（3）常规T_1WI增强扫描：一般呈明显或中等强化（图21-1～图21-3），也可轻度强化，需与子宫内膜癌相鉴别。

子宫内膜息肉的 MRI特征能够反映其组织学特征，致密纤维组织基质表现为T_2WI 低信号纤维核心，子宫内膜腺体表现为 T_2WI 高信号小囊。大多数研

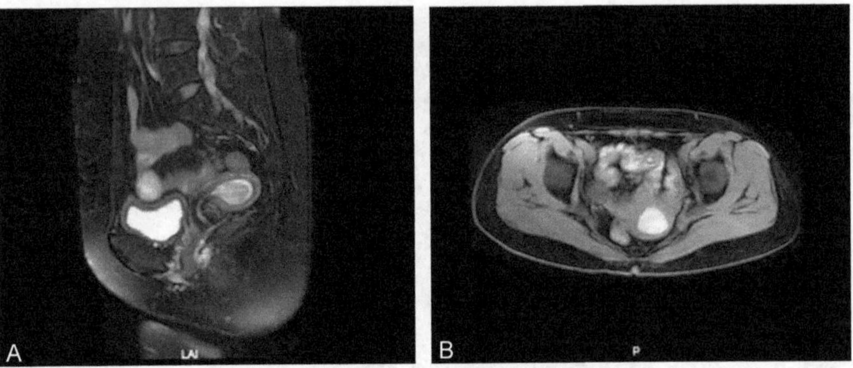

图21-4　患者，65岁，子宫内膜息肉样变纤维结缔组织伴出血

A.矢状位T_2WI示宫腔内结节以低信号为主，内见斑片状稍高信号，周围可见少许高信号液体；B.横轴位T_1WI平扫示病灶以高信号为主，内见斑片状等信号

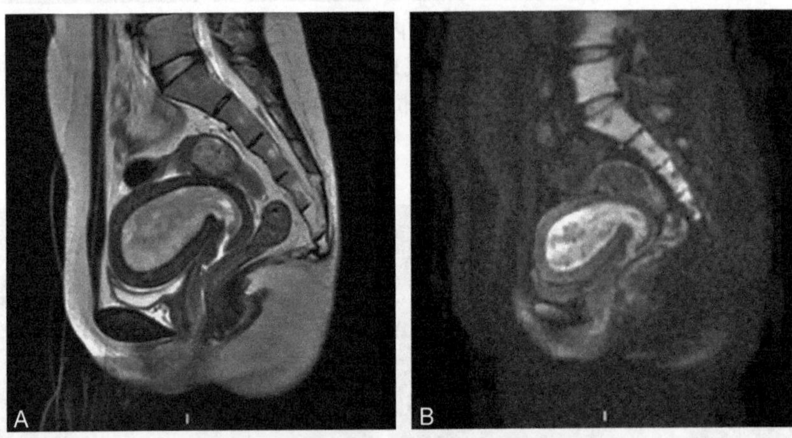

图21-5　22岁，子宫内膜单纯增生伴息肉

A.矢状位T_2WI示宫腔内及部分宫颈管内充满异常稍高及低信号混杂信号；B.矢状位 DWI序列示高信号内膜样信号内混杂低信号影

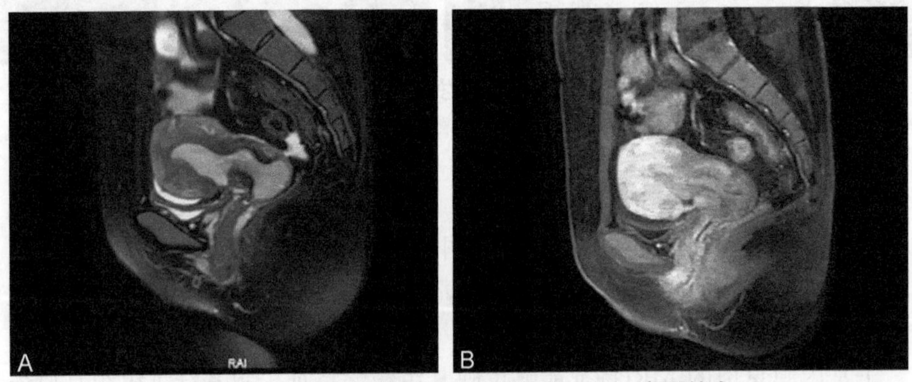

图21-6　患者，36岁，子宫内膜息肉，突入宫颈管内

A.矢状位T_2WI示宫腔及宫颈管内充满稍高信号影，达宫颈外口；B.矢状位T_1WI增强扫描示病灶明显强化

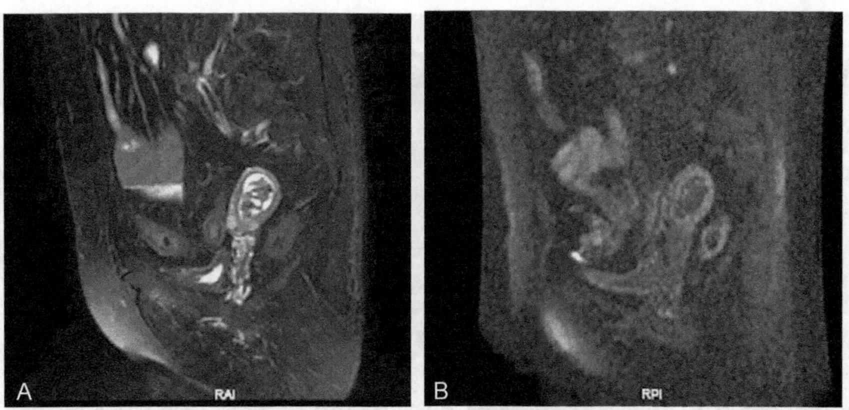

图21-7　患者，82岁，子宫内膜腺纤维瘤样息肉

A.矢状位T_2WI示多发小结节状、斑片状极低信号内混杂小囊状高信号；B.矢状位DWI示病灶未见弥散

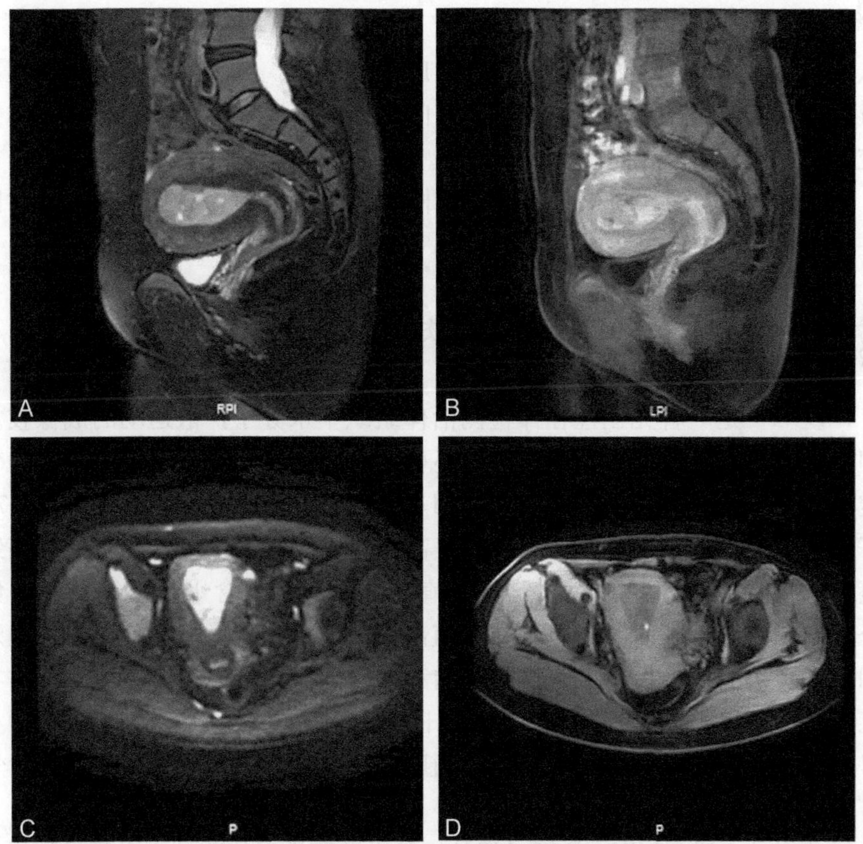

图21-8　患者，56岁，多发性子宫内膜腺纤维瘤样息肉

A.矢状位T_2WI示宫腔内充满等及稍低信号，内见散在小囊状明显高信号；B.矢状位T_1WI增强扫描不均匀强化，部分明显强化，内见小囊状未强化区；C.横轴位 DWI以高信号为主，内见散在小低信号灶；D.横轴位 T_1WI平扫示等低信号，内见1枚点状高信号

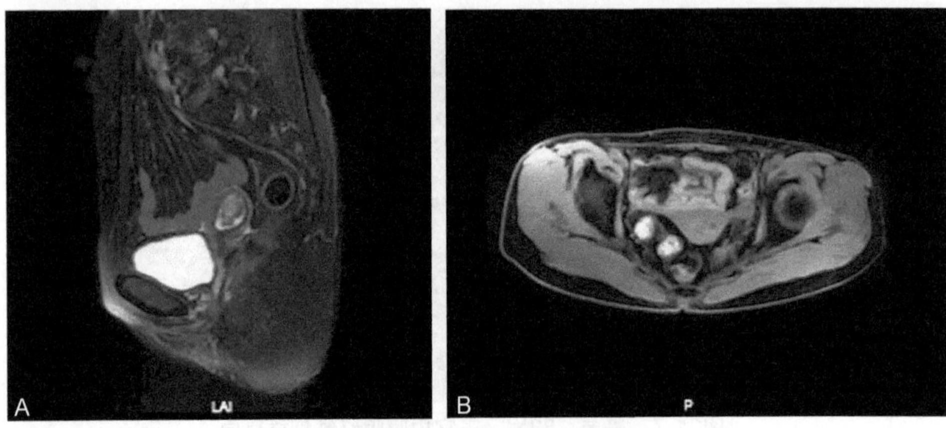

图21-9 患者，68岁，子宫内膜腺肌瘤样息肉

A.矢状位T_2WI示宫腔内占位灶呈稍高及稍低信号，边缘高信号；B.横轴位T_1WI示病灶呈等低信号，边缘呈稍高信号

究认为，MRI诊断子宫内膜息肉的灵敏度、特异度、准确率均高于阴道超声，MRI诊断结果与宫腔镜病理检查结果之间的一致性良好，阴道超声诊断结果与宫腔镜病理检查结果之间的一致性中等。

宫颈息肉MRI表现与子宫内膜息肉相似（图21-10～图21-12），两者常同时存在。

三、MRI 新技术在子宫内膜息肉中的诊断价值

1. DWI 是一种无创性在体检测活体组织中水分子扩散运动的成像技术，不但对病变的定性诊断有重要价值，还可通过表观扩散系数（ADC）对病变进行定量评估。EP相对于子宫内膜在DWI呈低信号（图21-1、图21-5、图21-7），而子宫内膜癌及子宫内膜在DWI上均呈高信号。有学者认为，子宫内膜癌细胞密度高，限制水分子扩散，因此ADC值较低，而EP内含水肿组织及大量囊性成分，增加了细胞外间隙，因此ADC值高于子宫内膜癌。国内外研究均显示，DWI的ADC值有助于鉴别子宫内膜息肉和子宫内膜癌，但ADC值的测量需在专用工作站上进行。有学者研究探讨了在日常PACS报告工作站上测量病变的相对信号强度来鉴别子宫内膜息肉和子宫内膜癌，发现两者之间差异具有统计学意义，与ADC 值的研究结果相似。

2. *动态对比增强*MRI（DCE-MRI） 基于顺磁性对比剂注入血管导致组织T_1值缩短的原理，使用重复成像记录组织信号强度的变化以跟踪对比剂在病变内及随时间扩散到周围组织中的情况。DCE-MRI不仅可提供病变形态学的信息，

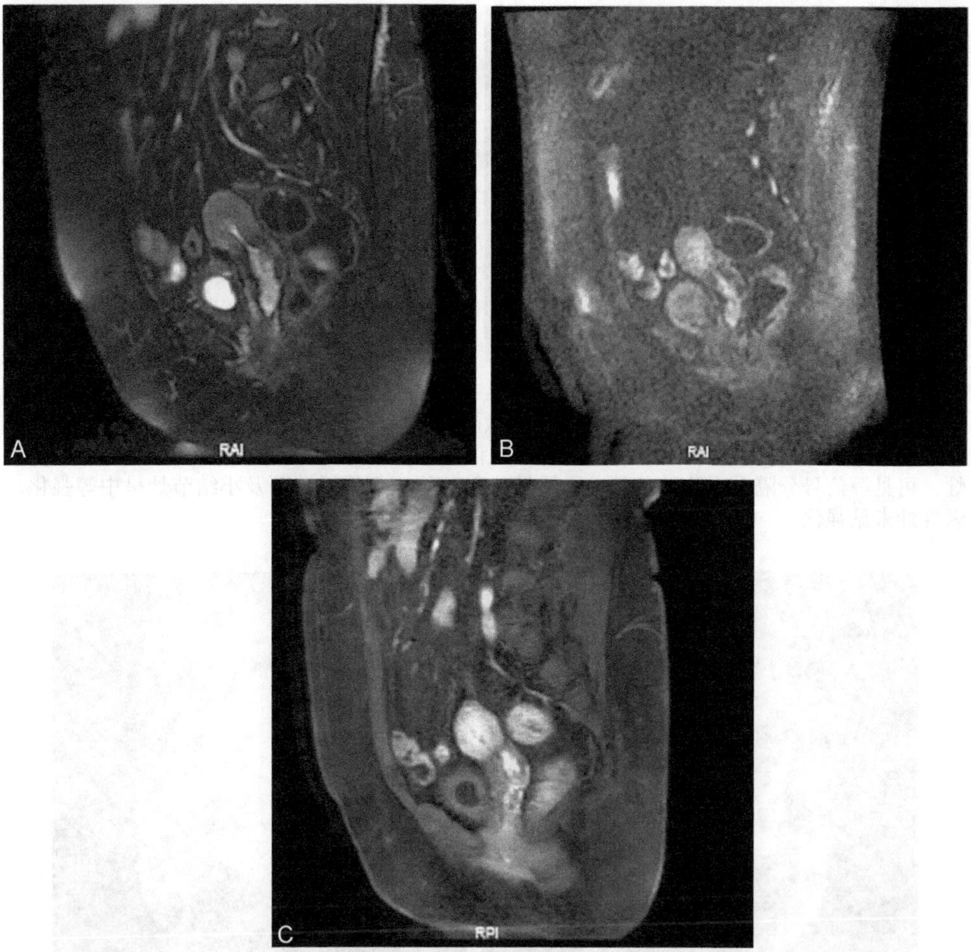

图21-10　患者，72岁，子宫内膜息肉，宫颈息肉、宫颈黏膜慢性炎症、鳞化

A.矢状位T_2WI示宫颈外口及宫颈管后壁黏膜稍高及稍低信号影，子宫内膜上段信号不均，内见条状稍低信号；B.矢状位DWI示病灶未见明显弥散受限；C.矢状位T_1WI增强扫描示病灶明显强化，宫颈管外口部分呈环状强化

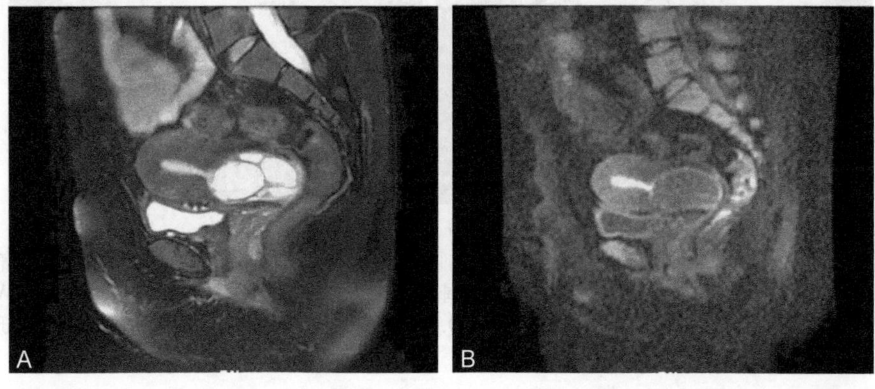

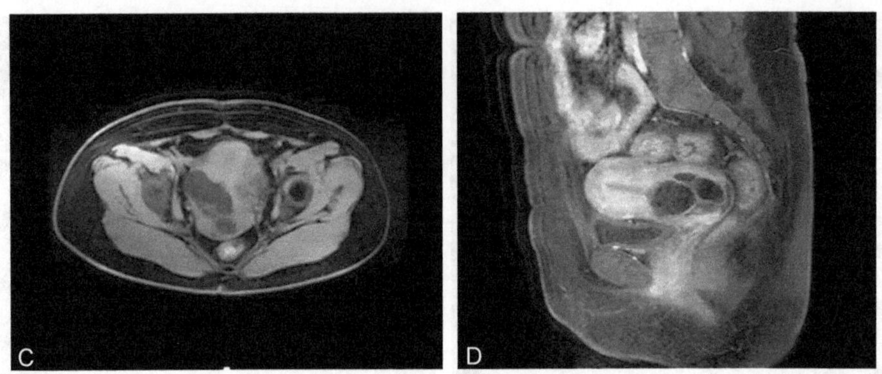

图21-11 患者，36岁，宫颈管腺纤维瘤样息肉

A.矢状位T_2WI示宫颈管内见大小不等多发囊状高信号，内见低信号分隔影及小结节状低信号灶；B.矢状位DWI示病灶未见弥散受限，呈低信号；C.横轴位T_1WI平扫示宫颈管多发低信号灶，可见等信号分隔及少许结节灶；D.横轴位T_1WI增强扫描示分隔及小结节灶呈中等强化，囊性灶未见强化

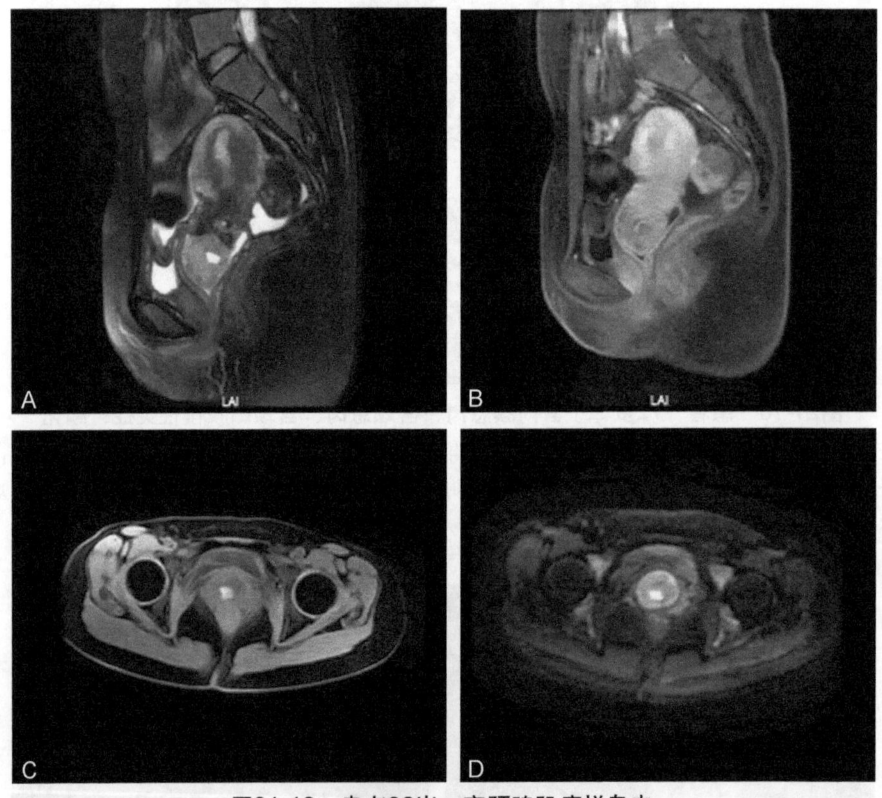

图21-12 患者36岁，宫颈腺肌瘤样息肉

A.矢状位T_2WI宫颈外口见稍高信号团块影向阴道内突入，边界清楚，内见斑片状高信号；B.矢状位T_1WI增强扫描病灶不均匀强化与周围基质相仿，斑片影未见强化；C.横轴位T_1WI平扫示病灶呈等低信号，内见斑片状高信号；D.横轴位DWI示病灶大部分未见弥散受限，斑片影呈高信号

还可反映病变在生理学上的改变，从而提高病变检测的敏感性、特异性和准确性，是MRI检查中最重要的方法之一。有学者报道EP于常规T_1WI增强扫描呈明显或中等强化，动态对比增强扫描提示，多数息肉早期呈完全或部分强化并持续呈明显强化或渐进性强化模式。也有学者回顾性分析EP动态增强参数，通过时间-信号强度曲线获得达峰时间、信号强度、动脉期信号增强率、最大相对信号增加率、信号增强率，以鉴别Ⅰ期子宫内膜癌与EP，且差异均具有统计学意义。有研究认为 MRI 动态增强检查早期，子宫内膜息肉强化方式可分为 3 型：整体强化、部分强化和无强化；总体强化方式亦可分为 3 型：快速伴持续明显强化、持续渐进性强化和持续轻度强化。而子宫内膜癌的强化方式多表现为早期强化，随后缓慢消退。

四、鉴别诊断

子宫内膜息肉主要与黏膜下肌瘤、子宫内膜增殖症及子宫内膜癌相鉴别。宫颈息肉有时需与宫颈癌相鉴别。

1. *子宫黏膜下肌瘤*　发于肌层的边界清晰的向宫腔突入的肿物，在T_1WI上为与肌层强度相同的均质信号；在T_2WI上为强度低于肌层的均质信号，其外被扩张的淋巴管、血管或受压水肿的肌层所形成的强信号边缘所环绕。增强MRI肿物增强，但低于正常肌层，常可见与宫腔壁相连的蒂（图21-13）。

2. *子宫内膜增殖症*　是子宫内膜腺体过度增生，腺体与间质的比例增加，一般分为两类：不伴有不典型增生和伴不典型增生。其典型的影像学表现为弥散均匀的内膜增厚。T_2WI上显示为与正常内膜信号相同或稍低信号，有囊性改

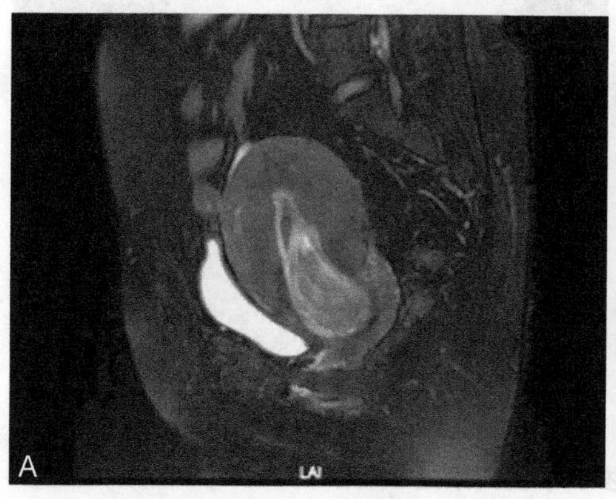

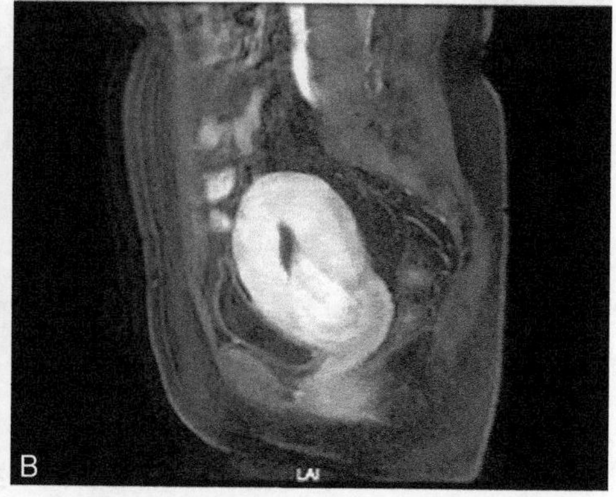

图21-13　患者，47岁，子宫黏膜下肌瘤

A.矢状位T_2WI示宫腔内占位灶以低信号为主，部分呈稍高信号；B.矢状位T_1WI增强扫描示病灶明显强化，与子宫后壁有蒂相连

变则表现为小的高信号区。增强MRI增强早期的信号低于子宫肌层，延迟相的信号与肌层相同或略高。

3．子宫内膜癌 MRI是用于子宫内膜癌治疗前评估的最准确的影像学检查。T_1WI上为低于或等于正常子宫内膜的信号，T_2WI上显示为稍高信号与正常内膜相比为不均质的稍低信号，DWI上明显弥散受限（图21-14）。当病变侵及浅肌层时，在T_2WI上见到中等信号癌肿破坏内膜与肌层的交界面，并侵入低信号的结合带内；病变侵及深肌层时，癌肿中断低信号的结合带并侵入子宫肌外层，但肌层外缘仍完整。可见MRI能够较准确地测出内膜癌侵及肌层的深度，准确率可达80%～95%，明显优于超声和CT，增强MRI更有助于确定深肌层浸润。子宫内膜息肉主要与Ⅰ期子宫内膜癌相鉴别。子宫内膜癌中T_2WI 高信号囊变区及低信号纤维核心的出现率远低于子宫内膜息肉，是鉴别子宫内膜癌与子宫内膜息肉的重要影像学特征。子宫内膜息肉与子宫内膜癌的 MRI表现各具特征，部分子宫内膜息肉与子宫内膜癌的MRI 表现相似而易导致误诊，T_2WI及DWI上病变周围线样高信号有助于两者的鉴别诊断。也有研究提示部分子宫内

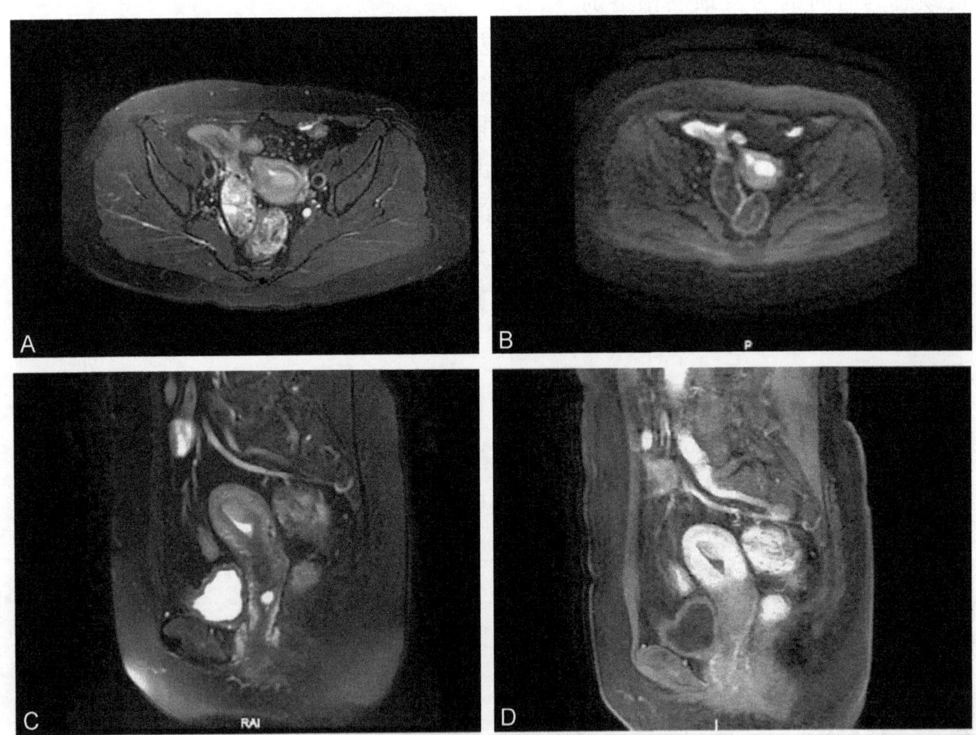

图21-14 患者，58岁，子宫内膜癌ⅠA期

A.横轴位T_2WI示近宫角子宫内膜见稍高信号软组织影；B.横轴位DWI示病灶明显弥散受限；C.矢状位T_2WI示子宫底内膜软组织信号与后壁结合带分界欠清；D.矢状位T_1WI增强扫描示病灶确定强化，子宫底后壁局部结合带破坏

膜息肉于DWI上呈高信号，与子宫内膜癌鉴别困难。

4. 宫颈癌　MRI对宫颈癌的术前诊断及临床分期评估具有较高的准确性。宫颈息肉主要与生长于宫颈管的宫颈腺癌进行鉴别，两者一般较易鉴别。宫颈腺癌在T_1WI上呈等低信号，可因出血坏死而信号不均。T_2WI呈结节状团块状或不规则稍高信号。DWI呈高信号，ADC图病灶呈低信号。动态增强扫描呈“速升缓降”表现（图21-15）。矢状位和横轴位可直观显示与周围组织器官的关系，观察周围组织器官受侵范围。但宫颈癌有时表现为良性病变的MRI表现而误诊（图21-16）。

总之，MRI在诊断息肉方面具有自身优势，可以发现并反映息肉的影像学特征。常规MRI 能发现部分息肉病灶，新技术可以增加检出率和准确率。因此，对于超声诊断模棱两可及无宫腔镜手术意愿或阴道或宫颈狭窄的患者，

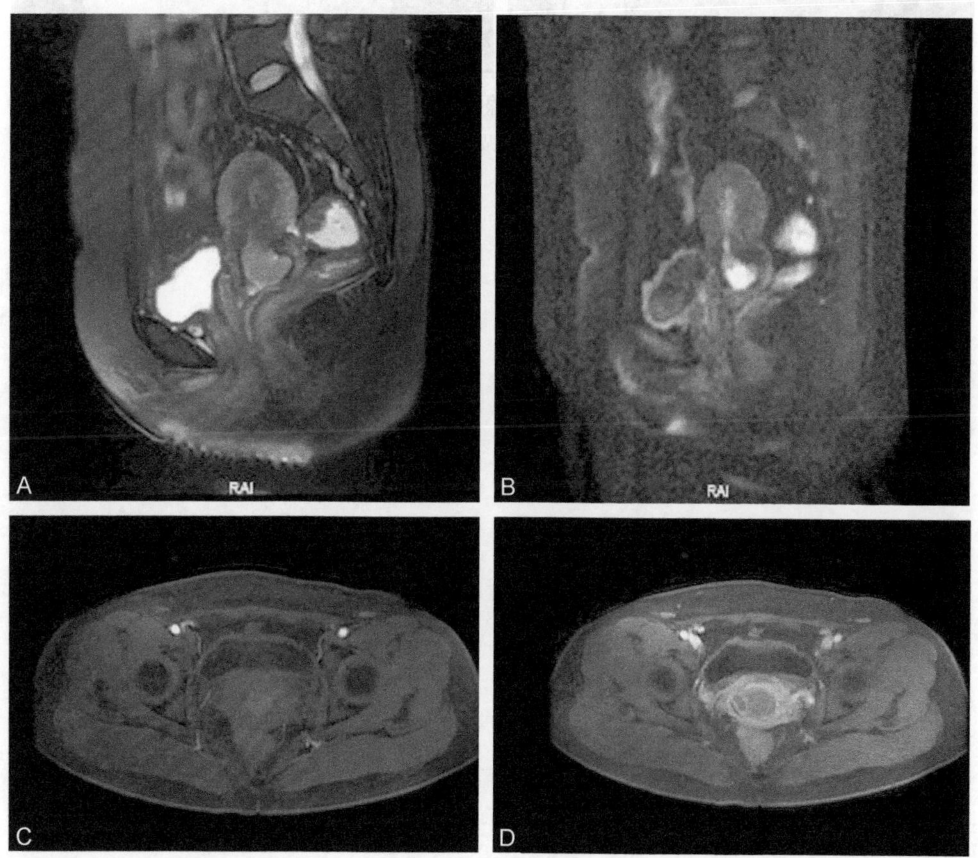

图21-15　患者，40岁，宫颈腺癌Ⅰ～Ⅱ级

A.矢状位T_2WI示宫颈管见稍高信号占位灶；B.矢状位DWI示病灶明显弥散受限；C.横轴位T_1WI增强扫描动脉期病灶明显强化，高于周围基质；D.横轴位T_1WI增强扫描静脉期病灶强化低于周围基质

MRI是评估息肉的重要影像学手段，结合超声检查，MRI能够为息肉评估提供更全面的参考信息。

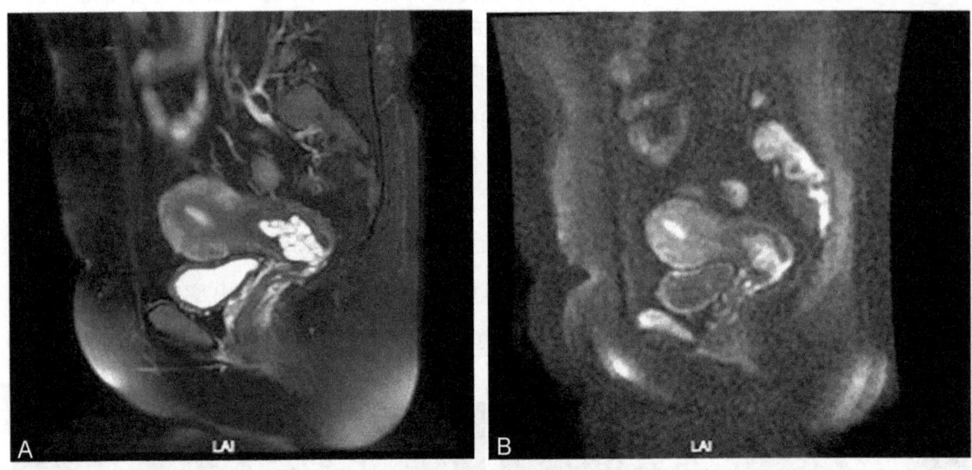

图21-16 患者，47岁，宫颈腺癌误诊为宫颈腺纤维瘤样息肉

A.矢状位T_2WI宫颈管占位灶呈多房分隔小囊状高信号；B.矢状位DWI病灶未见明显弥散受限

（楼芬兰）

第22章 子宫内膜息肉的CT诊断

CT成像基本原理是利用X线束对人体检查部位一定厚度的层面进行扫描，用探测器接收透过该层面的X线，经模拟/数字转化为数字信息，再由计算机处理形成横断面图像。CT检查对女性生殖系统病变具有较高的诊断价值，主要用于检查盆腔肿块，可以判断肿块起源和性质，了解肿块与周围结构的关系；对于细胞学已确诊的恶性肿瘤如宫颈癌和子宫内膜癌等，CT检查还可进一步显示病变范围及有无转移，以利于肿瘤分期和治疗。但相对于MRI多参数、多方位成像优势，CT软组织分辨率较低，且仅有横轴位显示，对于子宫内膜病变的诊断受到较大的限制。随着多层螺旋CT（MDCT）的相继普及，图像后处理特别是矢状位重建的应用，可以较准确地测量子宫内膜厚度，使内膜病变的检出率有很大程度提高。

CT检查方法：通常需要平扫与增强扫描相结合使用，增强扫描行动脉期和静脉期多期检查，以观察不同时相病灶血供情况。MDCT进行常规横轴位扫描，再行图像矢状位重建后处理。

CT诊断：子宫内膜息肉是腺体和间质成分异常增生所致的内膜局限性突起的良性病变，大小不一，可能为数毫米或数厘米，呈有蒂或无蒂形态，可单发或多发，多数为宫腔赘生物，有时仅为内膜局部增厚。故子宫内膜厚度是判断内膜息肉的重要参考指标（图22-1），依据超声标准，育龄妇女正常子宫内膜厚度＜10mm，其厚度随月经周期变化而变化，绝经后妇女＜5mm。CT平扫：子宫内膜息肉和内膜相似，呈软组织密度，缺乏对比。增强扫描：子宫内膜息肉的强化特点是“慢进慢出”，即动脉期轻度强化，与周围内膜强化程度相仿；静脉期持续强化，强化程度略高于周围内膜，较小息肉可表现为结节状、斑片状强化影（图22-2），边界清楚或不清楚。较大息肉表现为蜂窝样团块影，MDCT矢状位显示清楚（图22-3）。颈管息肉有类似表现（图22-4）。

CT鉴别诊断：子宫内膜息肉应与子宫内膜增生、黏膜下肌瘤及子宫内膜恶性肿瘤等相鉴别，子宫内膜增生表现为内膜弥漫性增厚，育龄妇女内膜厚度大于10mm，绝经后妇女大于5mm，往往提示内膜增厚，增强扫描呈轻度强化，

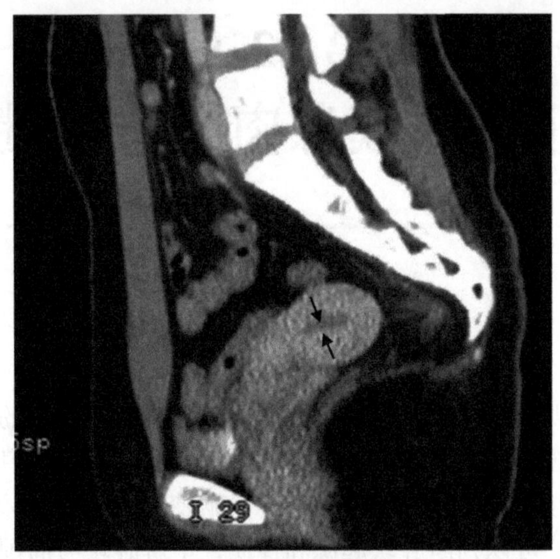

图22-1 矢状位重建

可以测量子宫内膜厚度（箭头所示子宫中央低密度条带厚度）

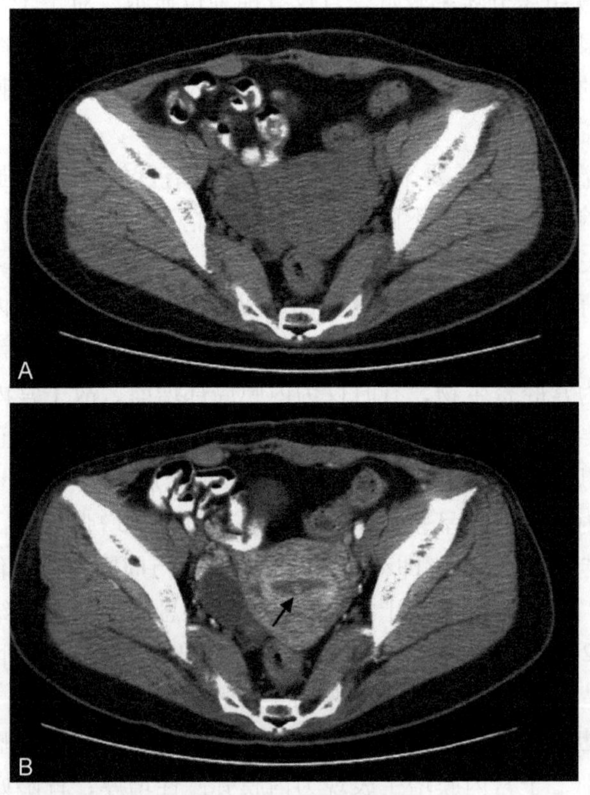

图22-2 子宫内膜息肉

宫腔内见约5mm小结节，A.平时呈等密度，缺乏对比；B.增强扫描示宫内结节呈明显强化（箭头）

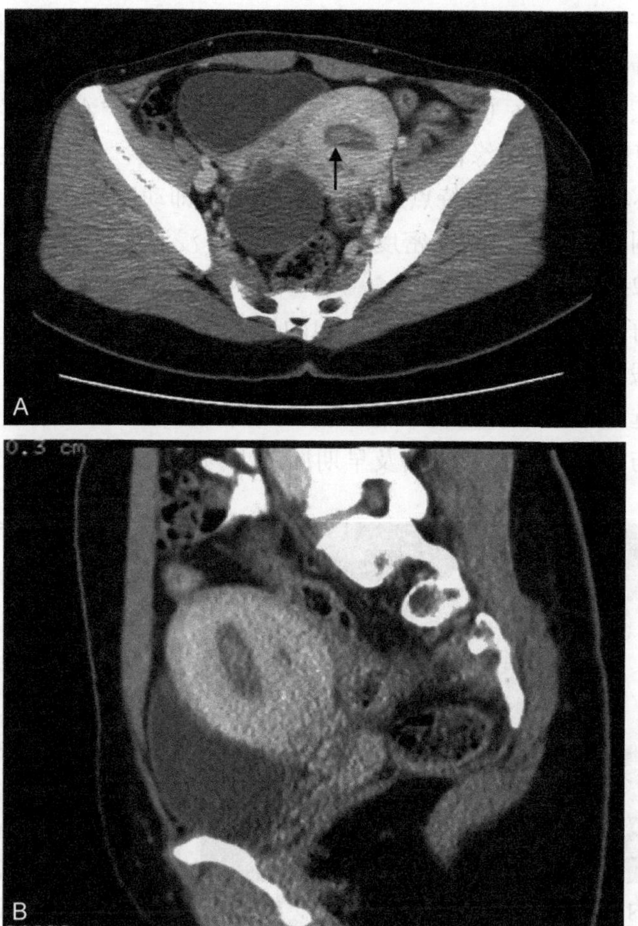

图22-3　子宫内膜息肉

宫腔内条片状强化影，与肌层分界清楚（箭头）；A.横轴位，B.矢状位重建

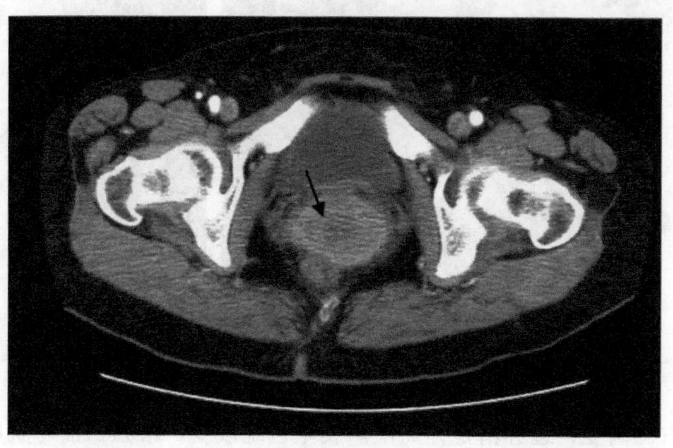

图22-4　颈管息肉，颈管内见稍低密度赘生物，边界欠清楚（箭头）

强化程度低于子宫肌层（图22-5）。黏膜下肌瘤表现为圆形或类圆形、边界清晰的软组织肿块突入宫腔内，占位效应较明显，周围内膜呈包绕改变，增强扫描与子宫肌层同步强化（图22-6）。颈管肌瘤呈典型的“水滴状”结节（图22-7）。子宫内膜癌表现为边缘模糊的稍低密度软组织肿块，呈侵入性生长，肌层常破坏，分界不清，增强扫描特点是“快进快出”，即动脉期强化，静脉期强化不明显，与周围肌层相比呈稍低密度。对于肌层有浸润的表现，往往提示内膜恶性病变（图22-8）。

CT对于子宫内膜（包括颈管）息肉的诊断有一定的应用价值，可作为MRI补充检查手段，当临床怀疑宫腔病变而MRI检查有禁忌证时，或因为合并其他疾病时需要选用CT检查。但尚不能准确鉴别内膜息肉和内膜增生，尤其是息肉样增生，易与较小的黏膜下肌瘤及早期局限于内膜的恶性病变相混淆。了解子

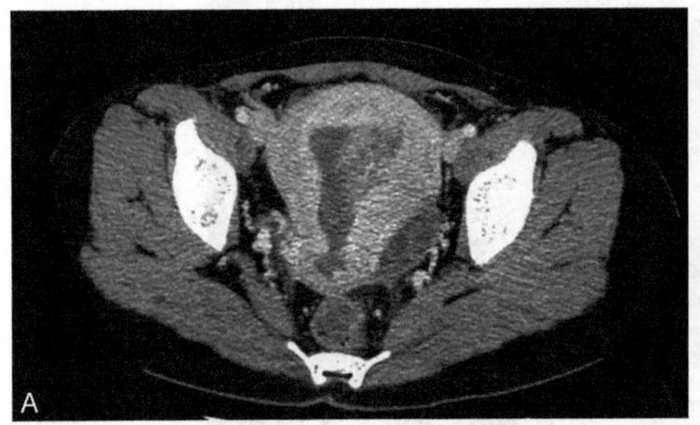

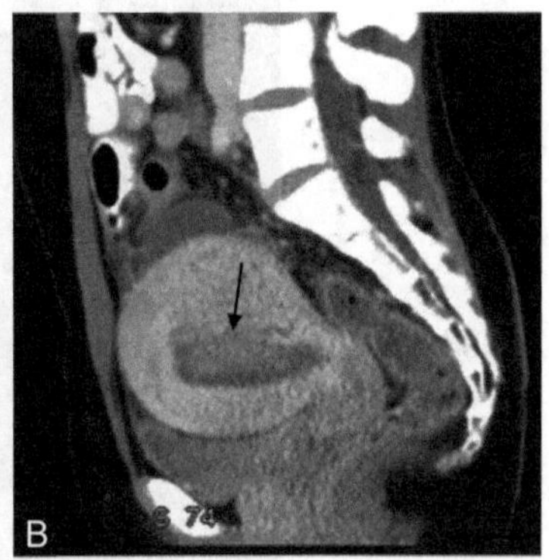

图22-5 子宫内膜增生，子宫内膜不规则增厚，轻度强化，与后壁肌层可见分界（箭头）。后壁肌层增厚（腺肌病）

A.横轴位；B.矢状位重建

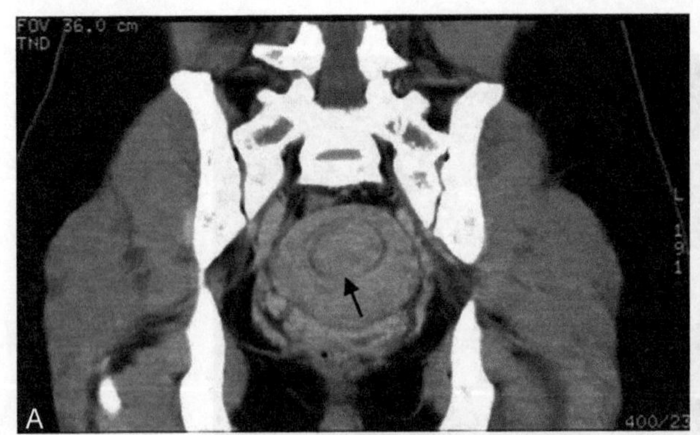

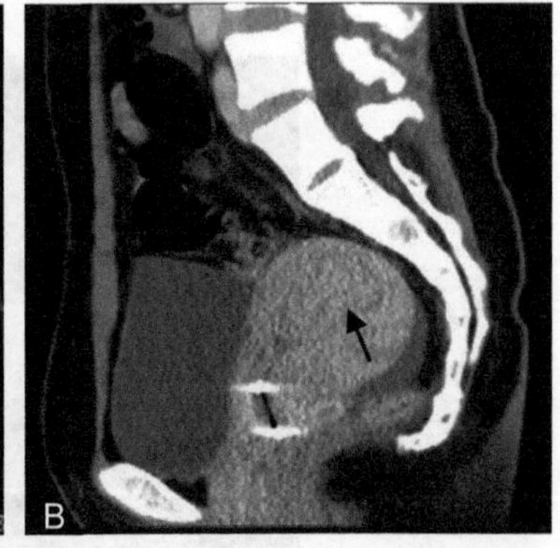

图22-6 黏膜下肌瘤

宫腔内类圆形占位病变，边界清楚，周围内膜呈包绕改变，增强扫描与肌层同步强化（箭头）。A.冠状位重建；B.矢状位重建

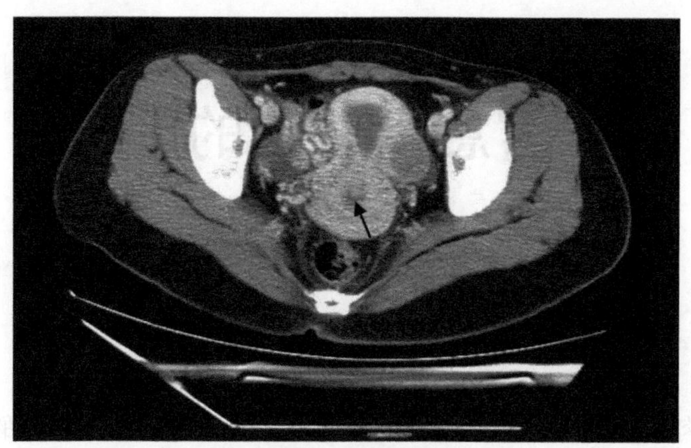

图22-7　颈管肌瘤

颈管内呈水滴状结节强化影，边界清楚（箭头）

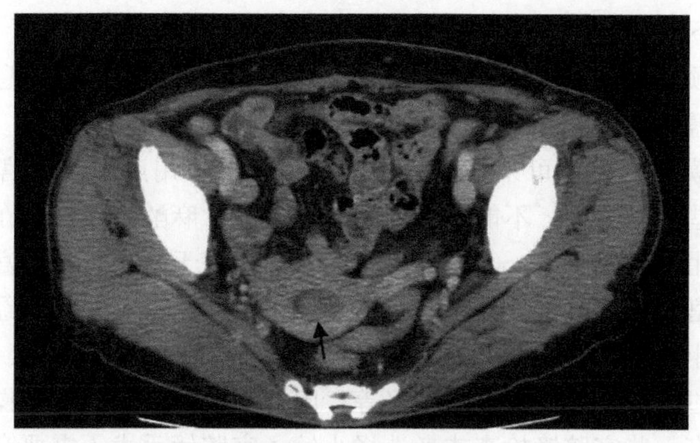

图22-8　子宫内膜癌

宫腔扩大，内见絮团状赘生物，增强扫描有强化，稍低于正常肌层强化程度，与后壁肌层分界不清（浅肌层浸润）（箭头）

宫内膜息肉的CT特点有助于临床医师正确选择影像检查方法。

（俞琳玲）

第 23 章 子宫息肉诊治的麻醉

子宫息肉包括宫颈息肉和子宫内膜息肉，所以本章子宫息肉的麻醉包括诊断和治疗中使用的麻醉。

疾病子宫的神经支配来自盆丛分出的子宫阴道丛，伴随血管分布于子宫和阴道上部。来自宫颈和阴道上部的感觉神经，经过盆腔神经到达第2～4骶神经，而阴道下部的神经则经过腹股沟神经和阴部神经上传。

一般宫颈息肉摘除不需要麻醉或只需要局部麻醉。但颈管内息肉或基底粗的息肉摘除需要麻醉，一般可选择局部麻醉或者静脉麻醉。

子宫内膜息肉手术可采用盲目刮宫，一般可不用麻醉或者宫颈旁神经阻滞，只有那些高度紧张，不能配合的患者需要静脉麻醉。但是现在子宫内膜息肉大部分采用宫腔镜手术，宫腔镜手术刺激虽仅限于宫颈扩张及宫内操作，但由于支配子宫的内脏神经主要来自于胸10～12，腰1～2的交感神经及骶2～4的副交感神经组成的盆神经丛，故宫腔镜手术操作使患者产生疼痛、小腹酸胀、心悸或心动过缓、出冷汗、血压下降等，因此大部分宫腔镜手术操作均在麻醉下进行，只有一些宫腔镜检查或者选择小镜子宫腔镜手术不需要麻醉。宫腔镜手术的麻醉方案一般根据手术时间长短和手术难度及患者的一般状况选择最佳麻醉方案、麻醉药物和监测内容。

一、局部麻醉

局部麻醉主要为表面麻醉和宫颈旁阻滞麻醉。宫颈旁阻滞麻醉是将来自子宫体和子宫颈的神经冲动，通过与交感神经相关的感觉神经传入脊髓，通过局麻药进行阻滞。它是将局麻药从阴道穹注入至子宫颈的附近，从而产生麻醉作用。常用的局麻药为酰胺类局麻药如利多卡因，进针标志低于旁侧及背侧阴道穹黏膜，注药前注意回吸，避免误注入血管内而引起局麻药中毒等并发症。宫颈旁阻滞对小手术可达到满意的止痛效果，但不能消除宫底及宫体的神经反射，不能阻断对子宫肌层的压迫、牵拉、电切、电凝的神经反射。但由于操作简单，特别用于存在器质性疾病及老年患者，与椎管内麻醉及全身麻醉相比具有生理干扰小、恢复快和节省医疗费用的特点，其缺点在于对手术部位较深及手术难度较大的操作难以提供满意的麻醉效果，其主要的并发症是局麻药中毒、感染、血肿等，但由于舒适化医疗的要求，现在局部麻醉基本不用于子宫内膜息肉宫腔镜手术，只用于宫颈息肉摘除。

二、椎管内麻醉

宫腔镜手术操作刺激主要有T_{10}以下神经传导，宫颈刺激由骶神经传导。骶管麻醉、硬膜外麻醉、蛛网膜下腔麻醉、腰硬联合麻醉均可被应用于宫腔镜手术。

1. *骶管麻醉* 是经骶裂孔穿刺，注入局麻药于骶管腔以阻滞骶神经的一种方法。骶裂孔和骶角是骶管穿刺点的重要解剖标志，将穿刺针垂直刺进皮肤，当刺到骶尾韧带有韧带感觉，稍进针有阻力消失感，将针干向尾侧方向倾斜，与皮肤呈30°～45°，顺势进入2cm，即可到达骶管腔，回抽无血和脑脊液，即可注入试验剂量，观察3～5min以后无异常即可注入局麻药。骶管麻醉用于宫腔镜手术，对患者的各项生命体征影响不大，尤其对呼吸几无影响，患者术中清醒，麻醉管理轻松简便且骶部肌肉松弛，术者操作更为满意，但由于骶管解剖结构的变异可能增加操作难度且局麻药中毒的发生率较高，故现在已较少用于宫腔镜手术。

2. *硬膜外阻滞或腰硬联合麻醉* 预计手术时间较长的宫腔镜手术可在硬膜外阻滞或腰硬联合麻醉下进行。

3. *硬膜外麻醉* 是将局麻药注入硬膜外间隙，阻滞脊神经根，使其支配的区域产生暂时性麻痹。硬膜外麻醉分为单次法和连续法两种，估计手术时间短的宫腔镜手术可以选择单次法，但是一般选择连续硬膜外麻醉，它可以根据病情、手术时间长短分次给药，麻醉可控性强，为常用的麻醉方法之一。

硬膜外麻醉的禁忌证主要是不能配合穿刺的患者，凝血功能障碍者，穿刺部位有感染者，脊椎外伤者，有腰椎部位手术或严重腰背痛者。

硬膜外麻醉一般采用侧卧位，头尽量向胸部屈曲，使腰背部向后弓成弧形，以使棘突间隙张开，便于穿刺。穿刺点可选择L_3～L_4或L_2～L_3间隙为穿刺点，穿刺针穿透黄韧带后，根据阻力的突然消失、推注无菌生理盐水无阻力、负压的出现及无脑脊液流出等现象，即可判定穿刺针进入硬膜外间隙。确定已进入硬膜外间隙后，即可置入硬膜外导管，一般将硬膜外导管置入硬膜外腔3～4cm。注入生理盐水无阻力，回抽无血和脑脊液，即可注入3～5ml的局麻药，观察3～5min以后，确定没有局麻药中毒和误入蛛网膜下腔的征象以后，即可继续进入局麻药，根据麻醉平面控制麻醉药的剂量，控制麻醉平面在T_{10}以下就能满足手术需要。硬膜外麻醉的优点是患者安静无痛，血流动力学影响小，麻醉维持平稳，不受手术时间长短的限制，术后还有一段时间的镇痛作用。但也有一些不足及并发症，麻醉穿刺是有创操作，可能会增加神经损伤、术后腰背痛、感染的发生；局麻药用量较大、误入血管或吸收过快可发生局麻药毒性反应；麻醉起效时间相对较慢且麻醉准备比较费时。

4. 蛛网膜下腔麻醉　简称腰麻，是把局麻药注入蛛网膜下腔，使脊神经根、背根神经节及脊髓表面部分产生不同程度的麻醉的一种方法。它的特点是穿刺简单和麻醉成功率高，比较适合简单的、手术时间比较短的宫腔镜手术。患者一般选择侧卧位，穿刺部位常选择腰2～3或腰3～4间隙，尽量选择腰3～4间隙，因为脊髓已形成终丝，故损伤脊髓的可能性比较小。穿刺方法一般选择直入法，将穿刺针在棘突间隙中点与患者背部垂直刺入，当针穿过黄韧带时会有落空感，当穿过脊膜以后会有第二个落空感，拔出针芯以后会有脑脊液流出，即可推注局麻药。目前常用的局麻药有布比卡因、罗哌卡因。布比卡因广泛应用于腰麻，小剂量布比卡因（≤10mg）可避免膀胱括约肌长时间阻滞，缩短恢复时间，常用剂量为7.5～10mg。罗哌卡因腰麻效能相当于布比卡因的50%～60%，恢复更快，常用剂量为10～15mg。一般在局麻药中加入一些溶剂，以配成重比重液或轻比重液以利于药物的扩散。重比重液用10%葡萄糖液配制，等比重液用脑脊液配制，轻比重液目前较少使用。蛛网膜下腔麻醉的主要缺点有阻滞平面过高可导致血压下降、呼吸抑制或憋闷感；穿刺也是有创操作，会增加神经损伤、术后腰背痛、感染的发生。为了减少这些并发症，预防措施包括预先扩容准确定位、注意腰麻药用量及给药速度、严格执行无菌操作等。

5. 腰硬联合麻醉　是将蛛网膜下腔麻醉和硬膜外麻醉联合使用的麻醉技术。它既具有腰麻起效快、麻醉效果确切、局麻药用量小的优点，又有硬膜外麻醉可连续性、便于控制平面和可用于术后镇痛的优点。

目前腰硬联合麻醉的穿刺技术主要有两种：单点穿刺法和两点穿刺法。单点穿刺法是使用硬膜外穿刺针置入硬膜外腔，然后从硬膜外穿刺针内腔插入腰麻针穿破硬膜后，拔出腰麻针芯后有脑脊液流出，注入局麻药后，拔出腰麻针后置入硬膜外导管，退出硬膜外穿刺针，妥善固定导管。目前这种方法比较常用，但是有穿刺间隙定位不准确，损伤脊髓，以及硬膜外加药麻醉平面不高等缺点。两点穿刺法是在腰1～2间隙行硬膜外穿刺，固定好以后，以腰麻针在腰3～4间隙穿刺，注入局麻药。麻醉药物的选择及并发症基本与硬膜外麻醉及腰麻相同。

椎管内麻醉能使患者保持一定的清醒度，这对观察患者体征和与患者交谈提供了方便，镇痛较完全，特别是能早期发现宫腔镜手术的并发症如水中毒等，是椎管内麻醉的最大优点。但是椎管内麻醉后由于支配膀胱的骶神经恢复较晚，或下肢麻木患者不习惯卧位排尿等因素均可引起尿潴留。个别尿潴留时间过长的患者可配合放置导尿管。长时间留置导尿管增加了尿路感染的机会。特别是椎管内麻醉由于患者清醒，可能出现焦虑紧张等情况，而且由于椎管内麻醉可能出现腰酸背痛等并发症，而且有些宫腔镜检查手术时间比较短，所以近年来椎管内麻醉在子宫息肉宫腔镜手术的应用中开始有所减少。

三、静脉全身麻醉

随着人们生活质量及知识水平与认识水平的提高，越来越多的患者要求在安静、平稳、无痛状态下度过围术期，再加上新的短效静脉麻醉药和麻醉性镇痛药的诞生，静脉麻醉在子宫息肉手术麻醉的应用中越来越多。以丙泊酚、瑞芬太尼为代表的短效静脉麻醉药无论从药代动力学或药效学方面更适于静脉麻醉的维持和苏醒。这些药物副作用相对较小，安全可靠，苏醒快，手术后很少感觉疼痛，无任何记忆，被大量运用于宫腔镜手术的麻醉。丙泊酚是一种白色乳状液体，是临床最常用的麻醉诱导用药。一般诱导剂量为1～2.5mg/kg，对于高龄、一般情况差、循环不稳定的患者，应缓慢、分次、小剂量给药。诱导时需注意低血压，呼吸抑制等不良反应。瑞芬太尼是一种短效的阿片类镇痛药，注射后起效迅速，药效消失快。但也对呼吸有抑制作用，术后可引起恶心、呕吐。

宫腔镜手术以丙泊酚1～2mg/kg或丙泊酚加芬太尼、瑞芬太尼1～2μg/kg诱导。芬太尼是一种强镇痛药，与丙泊酚合用可明显增强后者的麻醉效果，能有效减轻手术刺激及膨宫时引起的疼痛反应，为手术提供了良好的条件。但是需注意对呼吸的抑制，丙泊酚与芬太尼复合麻醉时SpO_2下降低于90%的比例较高，虽呼吸抑制大多短暂且能自行恢复，但在术中应常规配备给氧及呼吸支持设备，术中严密观察患者生命体征，尤其是呼吸的变化，保持呼吸道通畅。特别是对高龄、一般情况较差的患者更应引起重视。呼吸抑制明显时可采用面罩加压给氧或置入喉罩的通气方法。

也可使用TCI技术：丙泊酚C_p或C_e1.0～4.0μg/ml；或者合并应用瑞芬太尼C_e1.0～4.0μg/ml。可面罩给氧下保留自主呼吸，或插入喉罩自主呼吸或辅助通气。如果手术时间较长，可小剂量给予短效肌松药如米库氯铵、罗库溴铵等。

现在也有很多医师运用丙泊酚加阿片受体激动-拮抗药如喷他佐辛、地佐辛、布托啡诺、纳布啡，或者非甾体抗炎镇痛药如氟比洛芬酯（凯纷）等。喷他佐辛的镇痛作用主要与刺激κ受体有关，镇痛作用强，可运用于宫腔镜手术，但也有呼吸抑制、术后恶心呕吐等副作用。布托啡诺是κ受体激动剂，有良好的镇痛作用，但是主要副作用是嗜睡，较少应用于日间宫腔镜手术。右美托咪定有良好的抗焦虑、镇静及镇痛作用，单独使用或者与芬太尼合用可运用于宫腔镜手术，但是其长时间镇静、心动过缓的不良反应限制了其在日间宫腔镜手术中的应用。

有很多静脉麻醉没有建立人工气道，保留了自主呼吸，所以要非常重视麻醉期间的呼吸管理。麻醉处理不当或继发于循环功能紊乱所导致的呼吸功能障碍可造成严重的低氧血症，如不能及时正确地处理，可发展为呼吸衰竭危及生命。所以麻醉前要充分评估气道通畅，对有气道梗阻病史者要特别重视，麻醉前一定要准备好麻醉机、气管插管用具、监护仪、抢救药品等。气道梗阻是静脉麻醉死亡的最多见的原因，舌后坠是麻醉以后上呼吸道梗阻的最常见原因，表现为呼吸费力，三凹征，出现鼾声，如不及时解除，常导致严重后果。所以在静脉麻醉时更应该严密观察患者，一旦出现舌后坠应立即托起下颌解除梗阻，辅助通气，长时间出现舌后坠或者估计手术时间较长时要立即建立人工气道，置入喉罩或者气管插管。静脉麻醉药如丙泊酚应避免注入速度过快、剂量过大。

与硬膜外麻醉相比，静脉麻醉下的宫腔镜手术时间无差别，而膨宫液的吸收却明显少于硬膜外麻醉患者，所以由于膨宫液吸收过多而导致的低钠血症的发生也会相应地减少。宫腔镜手术要求患者无痛，肌松良好。硬膜外麻醉或全身麻醉均可满足手术的需要。硬膜外麻醉时，患者神志清楚，对可能发生水中毒的早期症状易于发现，及时处理，优于全身麻醉，是值得推荐的麻醉方法。但是现在很多宫腔镜手术属于日间手术，患者很快出院回家，所以静脉麻醉大量运用于宫腔镜手术的麻醉。

对于一部分患者，临床上手术医生常为了减少宫腔镜手术的并发症或者提高手术的成功率，采用超声或腹腔镜监测下操作。还有一些患者子宫内膜息肉合并子宫、卵巢疾病，需要腹腔镜和宫腔镜联合手术，对这部分患者宜采用气管内插管全身麻醉，防止二氧化碳气腹时高二氧化碳血症发生。

（吕昌成）

第 24 章 子宫息肉的基础和临床科研内容的初步提示

临床医师要医疗、教学和科研都过硬，三者相辅相成，尤其是临床医师不能脱离临床科研，不能认为只有实验室进行的才是科研。临床科研针对的是临床实际工作中发现的问题，提出解决方案，总结正反两方面的成功或欠缺及失败的经验，提高医疗质量和水平，对医患有利。

临床医师的临床科研应有团队和协作精神，绝非仅靠一人“单打一”地完成，独木难支。涉及相关学科众多，应学会和做好团结和互助能力；大量临床资料均可资料共享，充分利用，相互遵循科研、伦理、道德品质；执行科研诚信和相关行为规范。

临床医师的临床科研主要来自临床，目的是解决临床问题，科研过程也离不开临床。临床研究也要耐得了寂寞，经得起挫折，更要有坚韧不拔的精神，课题可小可大，与本身学科和相关学科联系、交叉，相互渗透，逐步深入。切勿半途而废或束之高阁。临床医师的临床科研有的需要几代人的不懈努力，绝非一气呵成，不能都盯住专业、学科中的高大上、高新尖，要根据患者病种资源，根据所在单位的设备、条件情况，针对实际，争取院内外共同联合、互有分工，争取共赢。

临床科研不论前瞻性或回顾性，信息资料十分重要，若有遗漏、缺项不全等，势必影响科研进行。查阅文献，确立课题要注意细节、收集资料、纳入标准、统计项目，如病历资料，症状，体征，疾病演变，相关病史，手术记录，实验室检查，病理结果，各项相关辅助检查，统计、综合分析等均需潜心投入，定期或阶段性地总结检查工作进程及问题，随时调整或改变，以期有较好结果，可服务于患者，也可供医务人员借鉴，对科室和医院有所促进，对学科有点滴发展。

有关“子宫息肉”系列问题可做许多基础和临床的科研，许多科研工作就蕴藏在身边日常临床工作中，似为无从着手，只是未去发现。今就“子宫息肉”有关科研问题提出可供各级临床医师、导师和研究生们参考的课题选择，作为抛砖引玉，也期待各位提供宝贵意见，使之更为完善，并根据条件和经费分别进行，对科室领导和研究生导师也可作参考，因为科主任、学科带头人、研究生导师们如何认清、把握、组织、选择和指导相关人员的科研也是必须具备的能力之一，为他们量身定制，调动和激发积极性是义不容辞的责任，当然他们需要统筹考虑，根据实情增删，使之更为完善，既能提高质量，又能针对性地解决临床实际问题。

“子宫息肉”有关科研工作包括流行病学调查、基础研究、临床研究、病理学研究、辅助诊治的研究、中医中药研究等。

有关基础和临床科研内容虽可初步划分，但流行病学调查、临床科研、辅助诊断等难以完全区分，互有包涵，均有直接或间接的联系，也常是“你中有我，我中有你”，其与年龄、诊断方法、取材范围、部位、治疗方法、治疗前后、效果、复发、生存、预后等有不同的联系，真正完全的纯基础科研以科研机构为主，所以临床医师对与基础科研有关的患者基础情况应有了解，绝不是没有关系。

第一节　流行病学调研

各医院或多个医院或地区内各医院，或同类专科或综合性医院妇产科联合对宫颈息肉、子宫内膜息肉收治进行统计分析，限于条件，大多能统计医院发病率（hospital incidence），即指某些医院患者收治中宫颈息肉或子宫内膜息肉的发病率；而人群发病率（population incidence）指通常以某地区或某人群1年内发生的新病例数对该地区（人群）同期平均人口数的百分数或千分数，此调查统计较为困难。其统计发病率公式：

$$\text{发病率}=\frac{\text{某地区1年内所发生的新病例总数}}{\text{该地同期平均人口数}}\times 100\%$$

流行病学调查内容甚多，可各自根据资料进行回顾性或前瞻性统计分析，其结果可供卫生行政部门、妇女健康机构、各地区或医院制订防治计划，添置器械设备，安排人员，防病治病作参考，对妇女生殖健康有益。

具体调查统计工作涉及的内容如下：

1. 临床相关诊治内容，息肉相关的调查

（1）门诊。

（2）住院。

（3）病理科受检标本。

（4）子宫切除标本（子宫全切除、子宫次全切除）。

（5）单位妇女病普查。

（6）单位妇女健康普查。

(7) 宫内节育器取出常规子宫内膜病理检查。

(8) 反复自然流产者各种检查（Hys、TVS、HSG）中发现。

(9) 子宫内膜增殖症中子宫内膜息肉。

(10) 不孕症者。

(11) 不规则阴道出血者各种检查中子宫内膜息肉。

(12) 使用促排卵药后子宫内膜息肉。

(13) 辅助生育技术——促排卵药物、子宫内膜息肉者与ART的相关。

(14) 宫腔镜检查中子宫内膜息肉。

(15) 影像学检查中子宫内膜息肉。

①TVS：二维、三维、子宫声学造影检查。

②MRI检查。

③CT检查。

④HSG检查。

(16) 乳腺癌术后服TAM后子宫内膜息肉。

(17) HT/HRT/MRT后子宫内膜息肉。

(18) 高血压。

(19) 肥胖。

(20) 子宫内膜炎症。

(21) 多次刮宫、人工流产者。

(22) 雌激素依赖性疾病。

①子宫肌瘤。

②子宫腺肌症。

③子宫内膜异位症。

(23) 年龄与发病率、检出率等。

2. 上述各种单项或多项因素分析或有关各项或多项病理诊断对比，分析统计正确率、敏感性和正确性。

第二节　临床研究

1. 妊娠期宫颈息肉诊断、治疗、与妊娠结局。
2. 子宫内膜息肉与妊娠、不孕、辅助生育相关研究。
3. 围绝经期、绝经期、老年妇女子宫颈息肉和子宫内膜息肉。
4. 子宫内膜息肉恶变的临床与病理。
5. 子宫颈息肉和子宫内膜息肉术前、术后管理。
6. 宫腔镜手术诊治子宫内膜息肉术前、术中、术后管理。

7. 宫颈管息肉的诊治。

8. 物理治疗子宫内膜息肉的价值。

9. 药物治疗在子宫内膜息肉治疗中的探索。

10. 子宫颈息肉、子宫内膜息肉术后复发的防治。

11. 乳腺癌术后不同辅助治疗方案对子宫内膜息肉发病率和复发率的影响及临床表现的差异比较。

以上是以流行病学调研及临床研究为主的可供不同年制和层次的临床医师参考的部分课题，绝对不是仅有上述这些课题内容。具体应结合医疗单位病历、病理科、门诊、影像科、手术室存档资料进行回顾性临床调研和临床研究；也可从现在开始讨论和设计相关内容后做前瞻性临床调研。不论如何，为提高调研和临床科研质量，能够具有说服力和参考价值的结果与平时重视日常医疗工作的资料完整性的积累密切相关，资料越完整和详细，则内容越丰富，最终结果的可信度和可参考价值更大。也即回顾性或前瞻性的临床科研与日常医院、科室内的病历质量、科室登记记录等的完整性和规范化质量等密切相关，否则影响能否进行或可否完成。

上述虽提出许多可做的临床科研提示，但具体正式进行前需认真考虑和仔细讨论，制定登记表格或用计算机储存，并认真和翔实记录，以备阶段性或总结时备用。

下面提供初步统计的“子宫颈息肉临床科研登记表”（表24-1），可供低年制临床医师备用，将子宫颈息肉的临床与手术、病理等相关的科研登记项目提示如下，以供参考。具体设计可根据医院各科室具体情况进行增删。

表24-1 子宫颈息肉临床科研登记表

序号	姓名	年龄（足岁）	婚姻		绝经		发现息肉时间到手术时间	发现方式			
			已	未	已	未		有症状就医发现	妇科检查发现	B超发现	其他

息肉大小（mm）					个数		息肉外观									
<3	3～4	5～9	≥10	最大	单发	多发	光滑	糜烂			肥大	颈管		出血		其他
								轻	中	重		内	外	有	无	

续表

症状							病理类型							
阴道出血	白带增多	绝经后出血	性交后出血	白带带血	阴道内脱出物	其他	慢性炎症	鳞状化生	微囊增生	腺囊肿	腺肌瘤	伴增生活跃、癌变	伴蜕膜反应	其他

手术								麻醉			妊娠期息肉			
阴道内扭转摘除	阴道基底钳夹	电切	宫腔镜下手术	子宫切除			其他	有	无	方式	处理	方式	对妊娠影响	
				合并其他妇科疾病									有	无
				有	无	恶变								

第三节　基础研究

（一）病理学内容

1. 子宫颈息肉、子宫内膜息肉单纯病理类型统计分析。

2. 子宫颈、子宫内膜息肉样病变（良性和恶性）的病理类型统计分析。

3. 子宫颈、子宫内膜息肉样病变（良性和恶性）特殊类型或罕见病例个案或数例病例的单纯报告及文献复习。

4. 一种或多种影像学检查与病理学诊断的对比。

5. 宫腔镜、影像学和病理学的对比分析。

（二）基础研究内容

1. 子宫内膜息肉原代细胞培养和动物模型的建立。

2. 子宫内膜息肉发病机制的研究如炎症与子宫内膜息肉、激素及其受体等。

3. 基因芯片技术在子宫内膜息肉中的研究——观察基因表达改变，筛选出目标基因深入研究，为子宫内膜息肉提供靶基因治疗方向。

4. 子宫内膜息肉引起不孕症的分子机制探讨。

5. 子宫内膜息肉患者子宫内膜容受性改变。

6. 子宫内膜息肉患者的内分泌改变，如合并黄体功能不全、排卵异常的发生率，雌激素水平与正常人群的对比等。

7. 子宫内膜息肉和息肉样病变癌基因和抑癌基因的检测。

8.不同年龄段尤其是绝经前后子宫内膜息肉血管生成因子、增殖和凋亡生长因子的检测。

9. 乳腺癌术后不同辅助治疗方案后子宫内膜息肉增殖和凋亡因子的改变，癌基因、抑癌基因检测；血管生成因子和抑制因子检测等。

10. 米非司酮对子宫内膜息肉的抑制作用，诱导Fas表达与预防息肉的关系。

11. 胞内分泌是指激素在外周组织或细胞中合成与代谢并在原位发挥作用，以区别于经典的内分泌和旁分泌；女性体内的雌激素绝大部分都是在外周非性腺组织中合成的（在绝经前女性中占75%，在绝经后女性中接近100%），也证实外周非性腺组织能合成各种酶类，如类固醇硫酸酯酶（steroid sulfatase，STS）、雌激素磺基转移酶（estrogen sulfotransferase，SULT1E1）、芳香化酶（aromatase，CYP19A1）、17β-羟基类固醇脱氢酶（17β-hydroxysteroid dehydrogenase，HSD17B）等，利用循环中的前体物质在局部合成类固醇激素。在这些局部合成的类固醇激素中，近95%在原位代谢成为无活性的物质后释放到血液循环中，以避免大量有活性的激素释放入血液循环。通过胞内分泌在局部合成的雌激素包括乳腺癌、子宫内膜癌和子宫内膜异位症等在内的许多激素依赖性疾病的重要病因。有关子宫内膜息肉及其周围子宫内膜息肉的胞内分泌也可研究。

上述内容也仅是一些提供参考的例子，可供参考和启发。

第四节　辅助诊断研究

目前子宫息肉（尤其子宫内膜息肉）的辅助诊断方式较多，各有诊断价值。存在不同正确性、误诊、漏诊、鉴别诊断、医疗经济学、侵入人体器官、微创、医源性等问题，也与病理学确诊的结果不一定一致。虽然现在以阴道超声和宫腔镜诊断为临床诊断的首选，确诊以病理学为依据，如何合理选用，提高诊断正确性等仍有进一步研究必要。因此，也仍应重视许多临床与病理等联合的研讨。

阴道B超诊断、随访，进行专业鉴别，与其他宫内赘生物鉴别，与病理等其他诊断方法相比，仍有很多需提高之处。

宫腔镜诊断、治疗方法，防止残留和病变周围子宫内膜改变，对非真正息肉的良性、恶性病变的诊断有很多有待研究的内容。

总之，子宫内膜息肉并不是医生均“已知晓”“已掌握”“已统一”；“已规范”；也不是“疑无路”“走到头”“无对策”“难深入”，实际还有许多基础和临床工作应不断深入研究，也要联合多学科，群策群力，继续努力和深入地研究与实践。此工作关系到妇女的月经、婚育、生殖、妇科肿瘤、妇科相关疾病和家庭等一系列生殖健康问题。

（石一复　李娟清）

主要参考文献

阿兰・H. 特切尼, 劳伦・内森, 内里・拉斐尔, 等, 2018. 妇产科学最新诊断与治疗[M]（第11版下册）. 翟全新, 译. 天津：天津科技翻译出版有限公司, 688.

卞美璐, 刘树范, 2001. 子宫颈疾病的诊治[M]. 北京：科学技术文献出版社：1-8, 33-35.

曹润华, 2015. 早期妊娠合并宫颈息肉致阴道反复出血患者65例治疗体会[J]. 中国冶金工业医学杂志,（6）：661-662.

陈晓端, 赵承洛, 周彩云, 2001. 子宫不典型息肉状腺肌病[J]. 临床与实验病理学杂志, 17（4）：352-353.

陈雨柔, 张蔚, 2019. 子宫内膜息肉的宫腔镜手术及术后管理[J]. 实用妇产科杂志, 35（11）：803-805.

陈玉清, 方瑞丽, 杨欢, 等, 2017. 子宫内膜息肉的临床特征及息肉摘除术后对妊娠影响的相关因素分析[J]. 现代妇产科进展, 26（1）：67-69.

戴景蕊, 王磊, 赵燕风, 2003. 子宫内膜病变的CT诊断价值[J]. 临床放射学杂志, 22（11）：931-935.

冯缵冲, 邵敬於, 1999. 实用宫腔镜学[M]. 上海：上海医科大学出版社：37-40, 65-67, 104-110.

高艳宇, 辛亚兰, 魏秀清, 等, 2015. 三种方法诊断不孕症患者子宫内膜息肉的临床价值研究[J]. 现代生物医学进展, 15（16）：3053-3057.

郝克红, 贺其志, 2019. 子宫内膜息肉超声与病理诊断结果比较[J]. 同济大学学报（医学版）, 40（2）：244-247.

黄荷凤, 石一复, 俞玮, 等, 1994. 宫颈息肉1690例临床病理分析[J]. 实用妇产科杂志, 10（2）：83-84.

黄丽华, 向梅, 2014. 子宫内膜息肉研究新进展[J]. 国际妇产科学杂志, 41（1）：43-46.

姜敏, 高琦, 关悦瑶, 2015. 经阴道超声造影与多层螺旋CT增强扫描对子宫内膜疾病的诊断价值研究[J]. 中国妇幼保健, 30（32）：5686-5687.

李贺, 郑荣寿, 张思维, 等, 2018. 2014年中国女性乳腺癌发病与死亡分析[J]. 中华肿瘤杂志, 40（3）：166-171.

李锦, 吴瑞瑾, 2014. 子宫内膜腺肌瘤样息肉91例临床分析[J]. 实用妇产科杂志, 30（5）：358-361.

李晋, 2019. 经阴道二维及三维超声对子宫内膜息肉诊断的时效性及准确率对比分析[J]. 中外医学研究, 17（21）：57-59.

李文敏, 马葆荣, 杜晓琴, 等, 2016. 子宫内膜非典型息肉样腺肌瘤43例临床分析[J]. 国际妇产科学杂志, 43（2）：190-192.

梁羽飞, 华人意, 王弓力, 等, 2018. 黑斑息肉综合征合并子宫内膜复杂性增生1例并文献复习[J]. 中国实用妇科与产科杂志, 34（7）：824-827.

刘黎明, 杨子权, 2020. 子宫内膜息肉与早期子宫内膜癌的MRI信号特征分析[J]. 国际医学放射学杂志, 43（1）：93-95.

刘彤华, 2018. 诊断病理学[M]. 4版. 北京：人民卫生出版社：578-579.

刘颖, 2017. 内膜息肉MRI诊断的研究进展[J]. 中国临床新医学, 10（5）：494-496.

鲁红, 2010. 妇科超声检查[M]. 北京：人民卫生出版社：25-26, 173-175.

孟瑜, 吴丹, 李柱南, 等, 2019. 妊娠期行宫颈息肉摘除术与妊娠结局的临床分析[J]. 中国临床医生, 47（1）：88-91.

潘宁萍, 周微笑, 唐婧, 等, 2019. 乳腺癌术后发生子宫内膜病变的影响因素分析[J]. 中华妇产科杂志, 54（12）：848-853.

邵珲, 徐冰, 贺豪杰, 等, 2008. 息肉样子宫内膜异位症三例及文献复习[J]. 中华妇产科杂志, 53（8）：567-570.

沈丹华, 2017. 妇产科病理学诊断纲要[M]. 北京：科学出版社：46.

石一复, 2000. 子宫颈疾病[M]. 北京：人民卫生出版社：1-9, 29-35, 348-349.

石一复, 2006. 葡萄胎、绒毛膜癌及相关疾病[M]. 北京：人民军医出版社：184-185.

石一复, 郝敏. 子宫体疾病[M]. 北京：人民军医出版社：3-19.

宋玉芳, 韩璐, 2017. 息肉样子宫内膜异位症的临床及病理特征[J]. 国际妇产科学杂志, 44（4）：463-467.

宋玉芳, 韩璐, 王亚萍, 等, 2017. 不同部位息肉样子宫内膜异位症临床和病理特征11例分析[J]. 中国实用妇科与产科杂志, 33（11）：1193-1198.

苏婷婷, 隋龙, 2014. p63蛋白、芳香酶P450及类固醇生成因子1在子宫内膜息肉中的表达及意义[J]. 中华妇产科杂志, 49（8）：604-608.

汪向红, 2006. 660例宫颈息肉的临床分析[J]. 数理医药学杂志, 19（4）：396-397.

王芳, 张文华, 李妍芹, 等, 2007. 子宫输卵管碘造影与超声水造影诊断女性不孕症的临床研究[J]. 中国优生与遗传杂志, 15（7）：84-86.

王利群, 李萌, 卢美松, 2017. 控制性超促排卵中新发子宫内膜息肉的研究进展[J]. 中国计划生育和妇产科, 9（8）：5-8.

王满菊, 2017. 两种方法预防宫腔镜电切术后子宫内膜息肉复发的效果[J]. 中国实用医刊, 44（18）：98-100.

王明, 冯力民, 2012. 宫腔镜子宫内膜去除术[J]. 国际妇产科学杂志, 39（5）：452-459.

王庆国, 严福华, 周梅玲, 等, 2008. 子宫内膜良、恶性息肉样病变的MR表现与临床病理对照分析[J]. 中华放射学杂志, 42（11）：1187-1191.

王轩, 黄向华, 2011. 子宫内膜息肉手术治疗进展及其复发的预防[J]. 中华妇产科杂志, 46（4）：307-310.

王雪, 卢毅, 张晓夏, 等, 2015. Ⅰ期子宫内膜癌与子宫内膜息肉的3. 0T MRI动态增强扫描对比分析[J]. 中华医学杂志, 95（3）：196-199.

王昀, 宋欣, 郭超, 等, 2014. 14例子宫内膜非典型性息肉样腺肌瘤及癌变的临床病理分析[J]. 中华妇产科杂志, 49（9）：659-663.

徐从剑, 郭孙伟, 2015. 子宫内膜异位症 [M]. 2版. 北京：人民卫生出版社：94-95.

杨心运, 朱琳玲, 王文文, 等, 2018. 黑斑息肉综合征合并多发妇科肿瘤1例及文献复习[J]. 中国实用妇科与产科杂志, 34（8）：931-937.

周诚, 2016. 中华临床医学影像学（泌尿生殖分册）[M]. 北京：北京大学医学出版社：471-475.

周庚寅, 刘洪琪, 张庆慧, 等译, 2001. 肿瘤组织病理诊断[M]. 济南：山东科学技术出版社：408.

Adomaitiene L, Nadisauskiene R, Nickkho-Amiry M, et al, 2020. Tumor Suppression in Asymptomatic Postmenopausal Endometrial Polyps[J]. Anticancer Res, 40（2）：789-794.

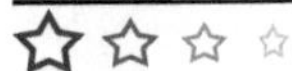

Anastasiadis PG, Koutlaki NG, Skaphida PG, et al, 2000. Endometrial polyps：prevalence, detection, and malignant potential in women with abnormal uterine bleeding[J]. Eur J Gynaecol Oncol, 21（2）：180-183.

Anio M, Dec G, Wojda K, et al, 2017. Usefulness of saline infusion sonohysterography and feeding artery imaging in endometrial polyp diagnosis[J]. Ginekol Pol, 88（6）：285-288.

Antunes A r, Vassallo J, Pinheiro A, et al, 2014. Immunohistochemical expression of estrogen and progesterone receptors in endometrial polyps：A comparison between benign and malignant polyps in postmenopausal patients[J]. Oncol Lett, 7（6）：1944-1950.

Baiocchi G, Manci N, Pazzaglia M, et al, 2010. Malignancy in endometrial polyps：a 12-year experience[J]. Obsterical & Gynecological Survey, 65（2）：93-97.

Bakour SH, Khan KS, Gupta JK, 2000. The risk of premalignant and malignant pathology in endometrial polyps[J]. Acta Obstet Gynecol Scand, 79（4）：317-320.

Balcaner P, Cooper KA, Huber S, et al, 2018. Magnetic resonance imaging features of endometrial polyps：frequency of occurrence and interobseserver reliability[J]. J Copput Assist Tomogr, 4（5）：721-726.

Bozkurt M, Sahin L, Ula M, 2015. Hysteroscopic polypectomy decreases NF-κB1 expression in the mid-secretory endometrium of women with endometrial polyp[J]. Eur J Obstet Gynecol Reprod Biol, 189：96-100.

Chami A, Saridogen E, 2017. Endometrial polyps and subfertility[J]. J Obstet Gynaecol India, 67（1）：9-14.

Chin N, Platt AB, Nuovo GJ, 2008. Squamous intraepithelial lesions arising in benign endocervical polyps：a report of 9 cases with correlation to the Pap semears, HPV analysis and immunoprofile [J]. Int J Gynecol Pathol, 27（4）：582-590.

Chui YK, Bhal PS, 2002. Role of hysteroscopy in the detection and extraction of endometrial polyps：results of a prospective study[J]. Am J Obstet Gynecol, 186（5）：1104.

Cicinelli E, Bettocchi S, de Ziegler D, et al, 2019. Chronic endometritis, a common disease hidden behind endometrial polyps in premenopausal women：first evidence from a case-control study[J]. J Minim Invasive Gynecol, 26（7）：1346-1350.

Clark TJ, Khan KS, Gupta JK, 2002. Current practice for the treatment of benign intrauterine polyps：a national questionnaire survey of consultant gynaecologists in UK[J]. Eur J Obstet Gynecol Reprod Biol, 103（1）：65-67.

Dai JR, Wang L, Zhao YF, 2003. Evaluation of CT scanning in the diagnosis of endometrial diseases[J]. J Clin Radiol, 22（11）：931-936.

de Placido G, Clarizia R, Cadwnte C, et al, 2005. Complance and diagnostic efficacy of mini-hysteroscopy versus traditional hysteroscopy in infertility investigation[J]. Eur J Obstet Gynecol Reprod Biol, 135（1）：83-87.

Donne ML, Alibrandi A, Ciancimino L, et al, 2013. Endometrial Pathology in Breast Cancer Patients：Effect of Different Treatments on Ultrasonographic, Hysteroscopic and Histological Findings[J]. Oncol Lett, 5（4）：1305-1310.

Exalto N, Stappers C, van Raamsdonk LA, et al, 2007. Gel instillation sonohysterography：first experience with a new technique[J]. Fertil Steril, 87（1）：152-155.

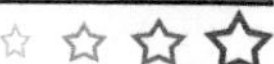

Fadl SA, Sabry AS, Hippe DS, et al, 2018. Diagnosing Polyps on Transvaginal Sonography：Is hysterography Always Necessary? [J]. Ultrasound Q, 34（4）：272-277.

Gokmen Karasu AF, Sonmez FC, Aydin S, et al, 2018. Survivin expression in simple endometrial polyps and tamoxifen-associated endometrial polyps[J]. Int J Gynecol Pathol, 37（1）：27-31.

Gossman J, Ricci Z J, Rozenblit A, et al, 2008. Efficacy of contrast-enhanced CT in assessing the endometrium[J]. AJR Am J Roentgenol, 191：664-669.

Grasel RP, Outwater EK, Siegelman ES, et al, 2000. Endometrial polyps：MR imaging features and distinction from endometrial carcinoma[J]. Radiology, 214（1）：47-52.

Gregoriou O, Konidaris S, Vrachnis N, et al, 2009. Clinical parameters linked with malignancy in endometrial polyps[J]. Climacteric, 5（12）：454-458.

Gómez-Zubeldia MA, Bazo AP, Gabarre JJA, et al, 2008. Oxidative stress in endometrial hyperplasia [J]. Menopause, 15（2）：363-368.

Hase S, Mitsumori A, Inai R, et al, 2012. Endometrial polyps：MR imaging features[J]. Acta Med Okayama, 66（6）：475-485.

Hinckley MD, Milki AA, 2004. 1000 office-based hysteroscopies prior to in vitro fertilization：feasibility and findings[J]. J Soc Laparo Surg, 8（2）：103-107.

Huang LH, Xiang M, 2004. Advances in endometrial polyps[J]. Int J Obstet Gynecol, 41（1）：43-46.

Jiang M, Gao Q, Guan Y, 2015. The value of transvaginal contrast-enhanced ultrasound and CT in the diagnosis of endometrial diseases[J]. Maternal and Child Health Care of China, 30（32）：5686-5687.

Kalampokas T, Tzanaka D, Konidaris S, et al, 2012. Endometrial polyps and their relationship in the pregnancy rates of patients undergoing intrauterine insemination [J]. Clim Exp Obstet Gynecol, 39（3）：299-302.

Kang S K, Giovanniello G, Kim S, et al, 2014. Performnace of multidetector CT in the evaluation of the endometrium：Measurement of endometrial thickness and detection of disease[J]. Clin Radiol, 69（11）：1123-1128.

Kotaro K, Takumi T, Shimpei M, et al, 2018. Endometritis, new time, new concepts[J]. Fertil Steril, 110（3）：344-350.

Lass A, Williams G, AbusheiKha N, et al, 1999. The effect of endometrial polyps on outcomes of in vitro fertilization（IVF）cycles [J] . Assist Reprod Genet. , 16（8）：410-415.

Lee C, Ben-Nagi J, Ofili-Yebovi D, et al, 2006. A new method of transvaginal ultrasound-guided polypectomy：a feasibility study [J]. Ultrasound Obstet Gynecol, 27（2）：198-201.

Lieng M, Istre O, Qvigstad E, 2010. Treatment of endometrial polyps：a systematic review[J]. Acta Obstet Gynecol Scand, 89（8）：992-1002.

Moini A, Kiani K, Ghaffari F, et al, 2012. Hysteroscopic finfings in patients with a history of two implantion failures following in vitro fertilization [J]. Int J Fertil Steril, 6（1）：27-30.

Mostoufizadeh M, Seully RE, 1980. Malignant tumors arising in endometriosis[J]. Clin Obstet Gynecol, 23（3）：951-963.

Mylonas I, Makovitzky J, Shabani N, et al, 2005. Leukaemia inhibitory factor（LIF）is immunohistochemically expressed in normal, hyperplastic and malignant endometrial tissue[J].

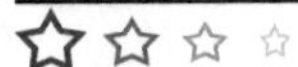

Eur J Obstet Gynecol Reprod Biol, 118（1）：101-108.

Nalaboff KM, Pellerito JS, Ben-Levi E, 2001. Imaging the endometrium：disease and normal variants[J]. Radio Graphics, 21：1409-1424.

Nappi C, Sando ADS, 2018. 宫腔镜下的世界——从解剖到病理[M]. 冯力民, 译. 北京：人民卫生出版社：25, 34-35, 117, 192, 205.

Nasu K, Sugano T, Miyakawa I, 1995. Adenomyomatous polyp of the uterus[J]. Int J Gynaecol Obstet, 48（3）：319-321.

Nayki C, Nayki U, Gunay M, et al, 2017. Oxidative and antioxida tive status in the endometrium of patients with benign gynecological disorders [J]. J Gynecol Obstet & Human Reprod, 46（3）：243-247.

Park BK, Kim B, Park JM, et al, 2006. Differentiation 0f the various lesionscausis on abnormality of the endometrial cavity using MR imaging：emphasis on enhancement pattems on dynamic studies and late contrast enhanced Tl-weighted images[J]. Eur Radiol, 16（7）：159l-1598.

Parker RL, Dadmanesh F, Young RH, et al, 2004. Polypoid endometriosis：a clinicopathologic analysis of 24 cases and a review of the literature[J]. Am J Surg Pathologist, 28（3）：285-297.

Patel V, Wilkinson EJ, Chamala S, et al, 2017. Endometrial thickness as measured by transvaginal ultrasound and the corresponding histopathologic diagnosis in women with postmenopausal bleeding[J]. Int J Gynecol Pathol, 36（4）：348-355.

Peng X, Li T, Xia E, et al, 2009. A comparison of oestrogen receptor and progesterone receptor expression in endometrial polyps and endometrium of premenopausal women[J]. J Obstet Gynaecol, 29（4）：340-346.

Pereira N, Amrane S, Estes JL, et al, 2016. Does the time interval between hysteroscopic polypectomy and start of in vitro fertilization affect outcomes?[J]. Fertil Steril, 105（2）：539-544.

Pinheiro A, Antunes A Jr, Andrade L, et al, 2014. Expression of hormone receptors, Bcl-2, Cox-2 and Ki67 in benign endometrial polyps and their association with obesity[J]. Mol Med Rep, 9（6）：2335-2341.

Preutthipan S, linasmita V, 2003. A prospective comparative study between hysterosalpingography and hysteroscopy in the detection of intrauterine pathology in patients with infertility [J]. J Obstet Gynaecol Res, 41（32）：3422-3423.

Protopapas A, Sotiropoulou M, Athanasiou S, et al, 2016. Endocervical Atypical Polypoid Adenomyoma [J]. J Minim Iwasive Gynecol, 23（1）：130-132.

Rackow BW, Jorgensen E, Taylor HS, 2011. Endometrial polyps affect uterine receptivity[J]. Fertil Steril, 95（8）：2690-2692.

Sabry ASA, Fadl SA, Szmigielski W, et al, 2018. Diagnostic value of three-dimensional saline infusion sonohysterography in the evaluation of the uterus and uterine cavity lesions[J]. Pol J Radiol, 83：e482-e490.

Saccardi C, Gizzo S, Patrelli TS, et al, 2013. Endometrial Surveillance in Tamoxifen Users：Role, Timing and Accuracy of Hysteroscopic Investigation：Observational Longitudinal Cohort Study[J]. Endocr Relat Cancer, 20（4）：455-462.

Sato S, Ojima Y, Kanda M, et al, 2018. Endometrial Stromal Sarcoma Arising from Endometrial

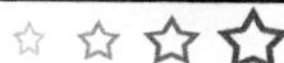

Polyp：A Case Report[J]. Kobe J Med Sci, 64（2）：E36-E42.

Schmilovitz-Weiss H, Tobar A, Halpern M, et al, 2011. Tissue expression of squamous cellular carcinoma antigen and Ki67 in hepatocellular carcinoma-correlation with prognosis：a historical prospective study[J]. Diagn Pathol, 6：121.

Soslam RA, Pirog E, Isacson C, 2000. Endometrial intraepithelial carcinoma with associated peritoneal carcinomatosis [J]. Am J Surg Pathol, 24：726.

Stewart CJR, Bharat C, Crook M, 2015. p16 immunoreactivity in endometrial stromal cells：stromal p16 expression characterises but is not specific for endometrial polyps[J]. Pathology, 47（2）：112-117.

Strissel PL, Ellmann S, Loprich E, et al, 2008. Early aberrant insulin-like growth factor signaling in the progression to endometrial carcinoma is augmented by tamoxifen[J]. Int J Cancer, 123（12）：2871-2879.

Takeda T, Banno K, Kobayashi Y, et al, 2019. Mutations of RAS genes in endometrial polyps [J]. Oncol Rep, 42（6）：2303-2308.

Tallini G, Vanni R, Manfioletti G, et al, 2000. HMGI-C and HMGI（Y）immunoreactivity correlates with cytogenetic abnormalities in lipomas, pulmonary chondroied hamartomas, endometrial polyps, and uterine leiomyomas and is compatible with rearrangement of the HMGI-C and HMGI（Y）genes[J]. Lab Invest, 80（3）：359-369.

Tanos V, Berry KE, Seikkula J, et al, 2017. The management of polyps in female reproductive organs[J]. Int J Surg, 43：7-16.

Taylor HS, Arici A, Olive D, et al, 1998. HOXA10 is expressed in response to sex steroids at the time of implantation in the human endometrium[J]. J Clin Invest, 101（7）：1379-1384.

Tiras B, Korucuoglu U, Polat M, et al, 2012. Management of endometrial polyps diagnosed before or during ICSI cycles[J]. Reprod Biomed Online, 24（1）：123-128.

Tjarks M, Van Voorhis BJ, 2000. Treatment of endometrial polyps[J]. Obstet Gynecol, 96（6）：886-889.

Uglietti A, Buggio L, Farella M, et al, 2019. The risk of malignancy in uterine polyps：a systematic review and meta-analysis[J]. Eur J Obstet Gynecol Reprod Biol, 237（6）：48-56.

Wheeler KC, Goldstein SR. Wheeler KC, et al, 2017. Transvaginal Ultrasound for the Diagnosis of Abnormal Uterine Bleeding[J]. Clin Obstet Gynecol, 60（1）：11-17.

Wong M, Crnobrnja B, Liberale V, et al, 2017. The natural history of endometrial polyps[J]. Hum Reprod, 32（2）：340-345.

Xuebing P, TinChiu L, Enlan X, et al, 2011. Is endometrial polyp formation associated with increased expression of vascular endothelial growth factor and transforming growth factor-beta1? [J]. Eur J Obstet Gynecol Reprod Biol, 159（1）：198-203.

Yanaihara A, Yorimisu T, Motoyama H, et al, 2008. Location of endometrial polyp and pregnancy rate in infertility patients[J]. Fertil Steril, 90（1）：180-182.

Zhu Y, Du M, Yi L, et al, 2018. CD4+ T cell imbalance is associated with recurrent endometrial polyps[J]. Clin Exp Pharmacol Physiol, 45（6）：507-513.

Çınar M, Eryılmaz ÖG, Özel Ş, et al, 2016. The role of oxidative stress markers in development of endometrial polyp [J]. J Exp Ther Oncol, 11（4）：269-273.